# 医院后勤管理标准建立与新技术应用

主　编　陈　梅

副主编　李文红

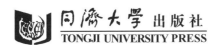

同济大学出版社
TONGJI UNIVERSITY PRESS

## 内 容 简 介

本书基于上海市第六人民医院百余年的后勤管理实践,融入现代医院管理的理念、国家规范、行业导则、操作措施和新技术,构建医院后勤管理标准体系,为提升医院后勤管理的效率和品质奠定基础。全书共分 5 章,依次为质量保障手册、程序文件、作业指导书、对外包服务机构每月考核标准表和新技术应用。

本书可供各类医院后勤管理人员、医疗卫生系统行业管理人员、医院后勤服务相关企事业单位从业人员以及高等院校医疗卫生和后勤管理专业的教师、研究生、本科生和专科生阅读和借鉴。

**图书在版编目(CIP)数据**

医院后勤管理标准建立与新技术应用 / 陈梅主编
. —上海:同济大学出版社,2020.11
ISBN 978-7-5608-9525-3

Ⅰ.①医… Ⅱ.①陈… Ⅲ.①医院－后勤管理－研究
Ⅳ.①R197.32

中国版本图书馆 CIP 数据核字(2020)第 224227 号

## 医院后勤管理标准建立与新技术应用

**主编** 陈 梅 **副主编** 李文红
**责任编辑** 姚烨铭 **责任校对** 徐春莲 **封面设计** 钱如潺

| | | |
|---|---|---|
| 出版发行 | 同济大学出版社 www.tongjipress.com.cn | |
| | (地址:上海市四平路 1239 号 邮编:200092 电话:021-65985622) | |
| 经　销 | 全国各地新华书店 | |
| 排　版 | 南京文脉图文设计制作有限公司 | |
| 印　刷 | 上海安枫印务有限公司 | |
| 开　本 | 787 mm×1092 mm 1/16 | |
| 印　张 | 13.25 | |
| 字　数 | 331 000 | |
| 版　次 | 2020 年 11 月第 1 版 2020 年 11 月第 1 次印刷 | |
| 书　号 | ISBN 978-7-5608-9525-3 | |

定　价 89.00 元

# 本书编委会

## 主 编
陈 梅

## 副 主 编
李文红

## 参编人员

黄 巍　徐 俊　戎文立　巢鸣玉　倪顺康
张克松　杨轶斌　施震锋　龚翠红　任维忠
叶 钦　沈 军　谈继九

## 编制单位
上海市　第六人民医院
上海交通大学附属

# 序　言

　　现代医院后勤管理日趋规范化、标准化和社会化,这是医院安全高效运行的重要保障。2000 年 2 月,国务院体改办等八部委在《关于城镇医疗卫生体制改革的指导意见》中明确提出:"为了加强医院的经济管理,成本核算,有效利用人力、物力、财力等资源,提高效率,降低成本,必须实行医院后勤服务社会化"的要求。这为医院后勤管理指明了发展方向。

　　上海市第六人民医院按照"总体设计、分步实施、先易后难、循序渐进"的原则深化推进后勤改革,将后勤服务从医院整体剥离成立后勤服务中心,变行政管理为契约合同管理,实行独立经营,自负盈亏。2001 年 8 月,获得 ISO9002 质量认证证书,成为本市首家后勤服务获国际质量认证的医院。"六院模式"是卫生系统推进后勤服务社会化改革成功的一种标志,对推动卫生系统后勤改革具有一定指导意义。

　　根据后勤社会化深化改革的形势及新的劳动合同法实施要求,2008 年后,医院后勤服务项目逐步通过公开招标,由外包服务机构为医院运行与保障服务。上海市第六人民医院在推进后勤服务社会化改革的过程中,不断总结、不断摸索、不断创新,在后勤管理体系中融入现代医院管理的新理念、新方法、新措施和新技术。

　　基于此,上海市第六人民医院副院长陈梅领衔的课题组编著了《医院后勤管理标准建立与新技术应用》一书。该书既满足《质量管理体系 GB/T 19001—2016 应用指南》(GB/T 19002—2018)的相关要求,又具有创新性;构建了医院后勤管理标准体系,为医院实现同质化管理提供了很好的模板。书中所述《质量保障手册》《程序文件》和《作业指导书》等内容,具有可借鉴性和可操作性。本书的出版为国内同行提供良好的学习参考资料,有利于进一步推进医院后勤管理与服务科学化、规范化、标准化;有利于进一步促进后勤为医院提供安全、高效、绿色的服务;相信本书出版,将对我国医院后勤标准化管理起到积极推进作用。

　　在此,谨向参与本书编写的全体人员表示热烈的祝贺和衷心的感谢!

复旦大学医院管理研究所特聘高级研究员

复旦医院后勤管理研究院院长

诸葛立荣

2020 年 8 月 30 日

# 前　言

随着我国经济的快速发展,人们生活水平的不断提高,患者对医疗需求更加多样化,对医院所提供的服务要求也越来越高,这给医院的后勤管理工作提出了更高的要求。医院后勤服务部门作为医疗活动的重要保障部门,承担着医院日常采购、饮食、设备和安保等一系列工作,几乎覆盖了医院的各个环节,是保证医院各项工作得以顺利进行的前提,因此对医院后勤工作的有效管理就显得尤为重要。构建医院后勤管理标准化体系,是提升医院服务品质和医院竞争力的重要保障措施之一。

上海市第六人民医院的后勤管理的质量方针是:"以患者为中心,以质量为核心,持续提升服务水平,为医、教、研提供优质服务,使患者满意、医院满意、职工满意,争创后勤服务品牌。"在此思想的指导下,医院后勤管理部门不断实践研究、不断改革创新、不断丰富完善医院后勤管理标准体系,在 2010 年形成了以《质量保障手册》《程序文件》和《作业指导书》为核心内容、系统而完整的医院后勤管理标准文本。2015 年,课题组获得中国医院协会后勤管理专业委员会的医院后勤管理研究项目"医院后勤标准的建立与应用(项目编号:2015007)"和上海市卫生系统后勤协会资助,以及 2018 年课题组获得上海申康医院发展中心的医院管理研究课题"市级医院后勤岗位设置标准研究(项目编号:2018SKMR-21)"资助,进一步进行实践与研究,修订了上海市第六人民医院后勤管理的《质量保障手册》《程序文件》和《作业指导书》,这些研究成果即成为本书的主要内容。在此对项目资助单位表示感谢。

在本书课题研究和文稿编著过程中,获得中国医院协会后勤管理专业委员会、上海卫生系统后勤管理协会、上海申康医院发展中心等行业协会和部门的帮助与支持,还获得同济大学、复旦医院后勤管理研究院、复医天健医疗服务产业股份有限公司、上海益中亘泰(集团)股份有限公司、上海吉晨卫生后勤服务有限公司、爱玛客服务产业(中国)有限公司、上海明晨物业管理有限公司等医院协作单位的帮助和支持,在此向相关单位表示真诚的感谢。

在本书的编著过程中,课题组成员李文红、罗劲松、戎文立、倪顺康、龚翠红、于伟斌、苏洁靖、卞景国等付出了辛勤劳动,诸葛立荣、周国伟、蒋凤昌、杨小萍、陈国芳、沈惠民、王萍萍等专家学者给予了指导和帮助,在此一并表示深切的感谢。

由于医院后勤管理随着医疗技术、社会需求、服务理念的发展而不断发展变化,同时限于作者水平,书中难免存在一些缺陷甚至错误,恳请专家和读者批评指正。

陈　梅

2020 年 8 月

# 目 录

# 1 质量保障手册

　　"以患者为中心,以质量为核心,持续提升服务水平,为医、教、研提供优质服务,使患者满意、医院满意、职工满意,争创后勤服务品牌。"是上海市第六人民医院(以下简称:六院)后勤运行与保障的质量方针,是精心创立和维护"六院后勤"品牌荣誉的动力,是医院后勤能够持续发展的根本保证。

　　六院是一所综合性三级甲等综合性医院,成立于 1904 年,医院几经搬迁,于 1991 年5 月迁至现址。医院位于市中心城区西南角的田林社区,占地 134 亩,拥有核定床位2 026 张,各类专业技术人员 3 851 名,各类后勤运行与服务人员 962 名。

　　2000 年 2 月,国务院体改办等八部委在《关于城镇医疗卫生体制改革的指导意见》中明确提出:"为了加强医院的经济管理,成本核算,有效利用人力、物力、财力等资源,提高效率,降低成本,必须实行医院后勤服务社会化",六院按照"总体设计、分步实施、先易后难、循序渐进"的原则深化后勤改革,将后勤服务从医院整体剥离成立后勤服务中心,变医院原来的行政管理为契约合同管理,实行独立经营,自负盈亏。2001 年 8 月通过劳氏质量认证公司(LRQA)的质量管理体系认证;2002 年 8 月,六院后勤按 ISO9001:2000 标准着手进行质量管理体系转版工作;2008 年 7 月,后勤服务社会化实践基本形成成熟的管理模式。

　　根据后勤社会化改革的形势及新的劳动合同法实施要求,医院适时撤销后勤服务中心及下属各部;后勤管理处和保卫科作为医院的职能部门负责管理医院安全生产、后勤运行与保障,后勤管理处下设动力保障中心、物资保障科、患者膳食科、外包服务机构管理科和基建办公室。

　　六院后勤拥有员工 962 名,其中在编员工 58 名,非在编 842 名,劳务派遣 62 名,为医院提供门岗、消防、治安、设备运行操作、设施维修、绿化养护、电话总机、电梯运行、污水处理、宿舍管理、被服洗涤、汽车运输、职工食堂、患者餐饮、物资采购、物资仓储、副食品配送、内环境保洁、外环境保洁及患者接送等方面的服务。

　　院内共有服务机构 12 家,分别为保洁运送服务 4 家、餐饮服务 4 家、保安服务 1 家和物业维修(驻点)3 家。

　　目前 12 家外包服务机构为医院提供安全、后勤运行与保障的服务,不同的公司文化与管理要求不同,为医院提供的服务标准与质量也参差不齐,为了确保持续提升服务质量,不断改进服务手段,实现同质化管理,满足患者、医院的需求,六院按照《质量管理体系 GB/T 19001—2016 应用指南》(GB/T 19002—2018)的相关要求,结合六院后勤特点及 ISO9002

质量认证的相关内容,编制《质量保障手册》(Q/LYHQ-000—2019),现予发布。

本《质量保障手册》是六院后勤质量管理体系建立和运行的内部实施文件,自 2020 年 9 月 1 日开始实施,各外包服务机构管理人员、各员工必须严格执行。

后勤管理处和保卫科代表医院行使对外包服务机构的管理和考核,由后勤管理处和保卫科负责六院后勤质量管理体系的建立、实施、保持和持续改进,负责向分管副院长报告质量管理体系运行情况,负责按质量管理体系要求对外包服务机构进行管理、培训和考核。

# 1.1 质量方针和质量目标(Q/LYHQ-001—2019)

1. 质量方针

以患者为中心,以质量为核心,持续提升服务水平,为医、教、研提供优质服务,使患者满意、医院满意、职工满意,争创六院后勤服务品牌。

2. 质量目标(表 1-1)

表 1-1 质量目标

| 序号 | 质量项目 | 目标 | 责任部门 | 责任班组 |
|---|---|---|---|---|
| 1 | 患者满意率 | ＞85％ | 各部门 | 各班组 |
| 2 | 职工满意率 | ＞80％ | | |
| 3 | 安全生产事故率 | 0％ | | |
| 4 | 立岗服务准确率 | 100％ | 保卫科 | 门卫一组 |
| 5 | 在岗人员到位率 | ＞99％ | | 门卫二组 |
| 6 | 接警 5 分钟到场准时率 | 99％ | | 治安联防 |
| 7 | 消防设施完好率 | ＞98％ | | 消防控制 |
| 8 | 设施设备完好率 | ＞95％ | 动力保障中心 | 维修组 |
| 9 | 医用水、电、气体供应保障率 | 100％ | | 操作组 |
| 10 | 电话转接准确率 | 98％ | 动力保障中心 | 电话总机 |
| 11 | 排污合格率 | 100％ | 外包服务机构管理科 | 污水处理 |
| 12 | 电梯文明服务达标率 | 100％ | | 电梯操作 |
| 13 | 电梯安全率 | 100％ | | 电梯保养 |
| 14 | 绿化覆盖率 | ＞99％ | | 绿化养护 |
| 15 | 交通责任事故率 | 0％ | | 驾驶班 |
| 16 | 洗涤服务满意率 | ＞80％ | | 缝纫洗涤 |
| 17 | 职工餐饮食品卫生达标率 | 100％ | | 餐饮管理 |
| 18 | 职工餐饮员工满意率 | 90％ | | 餐饮管理 |

（续表）

| 序号 | 质量项目 | 目标 | 责任部门 | 责任班组 |
|------|----------|------|----------|----------|
| 19 | 食品卫生达标率 | 100% | 患者膳食科 | 各班组 |
| 20 | 餐饮质量满意率 | 75% | | |
| 21 | 采购物资满意率 | 90% | 物资保障科 | 各班组 |
| 22 | 库存物资完好率 | 99.8% | | 仓储组 |
| 23 | 清洁、保洁每天执行率 | 99% | 外包服务机构管理科 | 各保洁组 |
| 24 | 接送服务满意率 | 90% | | 接送组 |

## 1.2　手册说明（Q/LYHQ-002—2019）

1. 本手册是依据《质量管理体系——要求》（GB/T 19001—2016），结合医院后勤实际运行情况编制的。

2. 本手册覆盖了 GB/T 19001—2016 全部要求，并概述了质量管理体系文件的结构，证实医院后勤具有根据顾客要求提供合格服务的能力，并能防止在提供服务产品的所有阶段中出现不合格。

3. 本手册阐述了六院后勤的质量方针、目标和质量管理体系，适用于为医院提供的所有后勤服务项目的管理。其支持性文件——质量管理体系程序文件的目录列于手册中，并可视需要提供给顾客或第三方认证、注册。

4. 本手册分为受控本和非受控本，非受控本仅供查阅参考使用，不得流入服务领域。

5. 本手册经分管副院长批准后生效。

## 1.3　范围（Q/LYHQ-003—2019）

1. 手册信息

2. 手册的版本序号：A

3. 手册的编制审批

手册的主编：陈　梅

手册的参加编制人员：李文红　戎文立　巢鸣玉　倪顺康　张克松　杨轶斌　施震锋
　　　　　　　　　　萧素文　龚翠红　任维忠　叶　钦　沈　军　谈继九

手册的审核：黄　巍　徐　俊

手册的批准：陈　梅

4．本版手册批准日期:2020 年 6 月 30 日

5．本版手册实施日期:2020 年 9 月 1 日

6．手册的编制与审批

本手册由后勤管理处和保卫科授权后勤各管理部门组织编写,后勤管理处和保卫科审核,分管副院长批准后颁布实施。

7．手册的分发

(1)本手册的受控版本由后勤管理处和保卫科发放,发放对象为各外包服务机构负责人及内审员,并按发放顺序进行编号,填写有关记录,注明手册持有人。

(2)本手册持有人应保持手册的整洁并妥善保管,若发生丢失或损坏时,应向后勤管理处和保卫科提出申请,经批准后可补发。

(3)本手册的非受控版本经后勤管理处和保卫科同意后,可以发给其他相关单位或个人。

(4)对本手册持有人的要求:

- 接收、保管并学习本手册。
- 配合文件发放部门做好本手册的更改工作。
- 按照本手册有效版本的目录和有关标识,检查有无缺页或无效页。
- 保护本手册的外观,及时更换破损页。

8．手册的更改

本手册更改时应根据《文件控制程序》(Q/LYHQ-001—2019)办理编、审、批手续,由后勤管理处和保卫科填写"文件更改通知单",收回受控版本的《质量保障手册》,然后按文件发放台账进行发放、签收和登记。《质量保障手册》运行三年,由后勤管理处和保卫科组织评审,需要修订时,由后勤管理处和保卫科审核,分管副院长批准方可修订。修订后的《质量保障手册》的版次按英文字母顺序编排。

9．手册的归档

《质量保障手册》原始版本由后勤管理处和保卫科存档。

## 1.4　范围(Q/LYHQ-004—2019)

1．总则

本手册按《质量管理体系——要求》(GB/T 19001—2016)的规定,在按 GB/T 19002—1994 编制的手册基础上,结合医院后勤实际管理需求编制而成。

2．内容

手册包括 GB/T 19001—2016 标准的全部要求和后勤质量管理体系要求的程序文件以及体系所需过程之间相互作用的表述。

3．目的

(1) 向医院、患者等证实有能力提供满足适用的法律法规要求的医院后勤服务。

(2) 通过质量管理体系的有效实施以及持续改进和预防不合格，以满足患者和医院要求，增强顾客满意度。

(3) 通过质量管理体系实现对外包服务机构的同质化管理，做到使职工满意、患者满意、医院满意。

4．范围

本手册适用于六院后勤内部和外部(包括认证机构)评价外包服务机构满足患者、医院、法律法规和六院后勤自身要求的能力。

5．应用

(1) 后勤管理部门为患者和医院提供安全环境、后勤运行与保障的服务，因而建立的质量管理体系适用于医院后勤对外包服务机构提供的服务质量进行控制。

(2) 对医院后勤服务的要求，有关法律法规和上级机构均有明确的规定和要求，且是清楚的、稳定的，并已形成了服务规范和为服务提供规范。

## 1.5　引用标准(Q/LYHQ-005—2019)

下列标准所包含的条文，通过在本标准中引用而构成为本标准的条文。本标准出版时，所列版本均为有效。所有标准都会被修订，使用本标准的各方应探讨使用下列标准最新版本的可能性。

(1)《质量管理体系——基础和术语》(GB/T 19000—2016/ISO 9000:2015,IDT)。

(2)《质量管理体系——要求》(GB/T 19001—2016/ISO 9001:2015,IDT)。

(3)《质量管理体系——业绩改进指南》(GB/T 19004—2011/ISO 9004:2009,IDT)。

## 1.6　总要求(Q/LYHQ-006—2019)

1．目的

按 GB/T 19001—2016 标准的要求建立质量管理体系，形成文件，加以实施和保持，并持续改进其有效性。

2．范围

适用于对六院后勤质量管理体系的实施、保持和改进。

3．职责

（1）后勤管理处和保卫科负责组织文件和记录的编制。

（2）医院管理方各部门负责文件和记录的归口管理。

（3）各外包服务机构负责本部门职责范围内文件和记录的编写、修订和报批。

（4）各外包服务机构负责本部门收到的文件和资料的管理。

4．工作程序

（1）除对 GB/T 19001—2016 标准中的部分条款进行删减外，标准的其他条款均在服务过程中有所应用。

（2）对这些过程按本手册的章节进行排列。

（3）后勤管理处、保卫科及外包服务机构负责人应确保对这些过程进行有效运行和控制。

（4）后勤管理处、保卫科应确保提供必要的资源和信息，支持这些过程的运行和对这些过程进行监督。

（5）后勤管理处、保卫科及外包服务机构负责人应对这些过程进行监督、测量和分析。

（6）后勤管理处、保卫科通过对各项服务的监控来辨识不合格服务与隐含的不合格服务，从而通过纠正措施或预防措施来确保过程策划的结果和对这些过程的持续改进。

## 1.7　文件要求（Q/LYHQ-007—2019）

1．目的

对后勤管理部门的《质量保障手册》、形成文件的程序、其他质量管理体系文件和记录进行控制。

2．范围

适用于对后勤管理部门质量管理体系文件和记录的控制。

3．职责

（1）后勤管理处和保卫科负责组织文件和记录的编制。

（2）后勤各管理部门负责文件和记录的归口管理。

（3）各部门负责本部门职责范围内文件和记录的编写、修订和报批。

（4）各部门负责本部门收到的文件和资料的管理。

4. 工作程序

(1) 文件的编写与审批。

· 《质量保障手册》、形成文件的程序和记录由后勤管理处和保卫科组织相关人员编写,由后勤管理处处长和保卫科科长审核,分管副院长批准。

· 服务文件或技术文件等支撑性文件和记录由外包服务机构自行编写,后勤各管理部门负责人审核,后勤管理处和保卫科负责人及分管副院长批准。

· 其他质量文件由后勤各管理部门编写,后勤管理处和保卫科负责人审核或会审,分管副院长批准。

(2) 后勤管理处和保卫科办公室统一归口管理文件和记录的编号。

(3) 文件的发放要确保所有在工作现场的文件和记录都为有效版本。

(4) 回收的文件和记录要做好销毁工作,若由于法律或知识积累的目的需要保存的文件和记录,必须做好标识。

(5) 文件及记录的更改由原编写部门进行,原审批部门审批,若指定其他部门更改、审批时,原部门应向该部门提供相关资料,文件修改后做好相关记录。

(6) 质量文件与相关的记录在进行重大修改或运行三年后,由分管副院长组织后勤部门及医院职能部门、临床部门进行评审,需要时进行修订。在特殊情况下,经后勤管理处和保卫科评审认为必须提前修订时,可提前修订。修订需经后勤管理处和保卫科审核,分管副院长批准。

(7) 外来文件由后勤管理处和保卫科办公室接收进行登记、传阅、使用和归档,并将有关内容传达给相关管理部门,直接引用的外来文件需经所对口的部门负责人批准后方可使用。

5. 相关文件

《文件控制程序》(Q/LYHQ-201—2019)。
《记录控制程序》(Q/LYHQ-202—2019)。

# 1.8　管理承诺(Q/LYHQ-008—2019)

1. 目的

为分管副院长对建立、实施质量管理体系并持续改进其有效性的承诺提供证据。

2. 范围

适用于分管副院长、后勤管理部门负责人对质量管理体系的承诺。

3. 职责

本体系由分管副院长、后勤管理处和保卫科配合,后勤各管理部门归口管理。

4．工作程序

（1）分管副院长应向各外包服务机构传达满足医院、患者和法律法规要求的重要性。

（2）组织有关人员制订质量方针。

（3）组织有关人员制订质量目标，并确保对质量目标进行修订。

（4）每年一次组织有关人员进行管理评审。

（5）确保各部门在质量活动中各类资源的获得。

## 1.9　以客户为关注焦点（Q/LYHQ-009—2019）

1．目的

确保顾客的要求得到确定并予以满足。

2．范围

适用于院内后勤服务的所有质量活动。

3．职责

（1）后勤管理处和保卫科负责组织充足的资源以满足顾客的需求。

（2）外包服务机构应能在服务过程中及时辨识顾客的需求，根据顾客需求的变化制订改进措施，经后勤管理处和保卫科审核认可予以实施，并对措施实施的效果进行评价。

4．工作程序

（1）从现有的服务中确定顾客（外部顾客和内部顾客）新的需求（规定的、隐含的或期望的需求）。

（2）针对顾客需求的变化制订改进措施，以提高服务水平。

（3）改进措施经后勤管理处和保卫科审核认可。

（4）实施改进措施满足顾客的需求。

（5）对改进措施的实施效果的有效性进行评价。

## 1.10　质量方针（Q/LYHQ-010—2019）

1．目的

确保质量方针持续、有效、适宜。

2．范围

适用于质量方针的制订、贯彻、评价和修订。

3. 职责

（1）分管副院长负责质量方针的制订和修订。

（2）后勤管理处和保卫科负责组织质量方针的贯彻和评价。

（3）后勤各管理部门负责质量方针的归口管理。

（4）外包服务机构负责质量方针在各项活动中的贯彻。

4. 工作程序

（1）对质量方针的要求。

• 质量方针与六院后勤的宗旨相适应，也就是应与六院后勤通过向顾客提供服务而达到质量目标的活动相适应。

• 质量方针应与六院后勤总体方针相适应、协调，有六院后勤服务和六院文化的特点。

（2）质量方针是实施和改进六院后勤质量管理体系的依据和动力，是质量目标制订和评审的框架，是评价质量管理体系有效性的基础。

（3）分管副院长制订并批准发布质量方针，形成文件。质量方针体现六院后勤的质量宗旨、质量目标和顾客的期望，以及对顾客所作出的质量承诺。

（4）分管副院长通过后勤各管理部门以发文、培训等形式确保质量方针传达到每个外包服务机构，以及在六院服务的员工，并以内部审核等方法确保质量方针得到贯彻执行。

（5）后勤管理处和保卫科通过管理评审对质量方针的持续性、有效性和适宜性进行评价。

（6）分管副院长根据评价结果决定质量方针的修订。

## 1.11 策划（Q/LYHQ-011—2019）

1. 目的

对质量目标的编制依据、内容及实施程序和方法等作出规定，并通过质量策划，使六院后勤的质量方针、目标得以实现。

2. 范围

适用于六院后勤质量目标的管理。

3. 职责

（1）分管副院长负责年度质量目标的决策和批准。

（2）后勤管理处和保卫科负责质量目标的制订、分解与检查考核。

（3）后勤各管理部门负责制订本部门质量目标的实施措施，并监督实施。

（4）外包服务机构负责质量目标工作的培训和落实。

4. 工作程序

（1）分管副院长对质量管理体系进行策划，通过建立可以测量的质量目标并使质量目标得到满足来确保质量管理体系的完整性。

（2）质量目标的制订应根据服务的特性、质量要求和顾客的期望及质量管理体系运行情况，尽可能做出定量的要求，使服务质量和质量管理水平得到保持并持续改进。

（3）后勤管理处和保卫科对质量目标进行展开与实施。

（4）后勤各管理部门对本部门范围内的有关目标进行有效的管理。

（5）后勤各管理部门每半年对质量目标的实施情况进行一次检查、指导、协调和解决实施过程中的问题，以确保六院后勤质量目标的实现，并将其结果及时报告后勤管理处和保卫科。

（6）质量目标实现的情况应记录存档，作为下年度制订质量目标的依据之一，从而进行新一轮的策划。

5. 相关文件

《管理评审程序》（Q/LYHQ-203—2019）。

## 1.12 职责、权限和沟通（Q/LYHQ-012—2019）

1. 职责和权限

（1）六院后勤根据实际需要设立相应组织机构[详见 1.13 节组织架构（Q/LYHQ-013—2019）]，规定各机构的职能及相互间关系[详见 1.14 节质量职能分配表（Q/LYHQ-014—2019）]。

（2）六院后勤组织机构及职能的确定、变更都需要由分管院长批准并以文件形式下达执行。

2. 管理者的职责和权限

1）分管副院长

（1）贯彻执行国家的质量政策、法规和上级的有关规定，并及时向后勤干部传达满足顾客和法律法规要求的重要性。

（2）对六院后勤的服务质量和质量管理全面负责。

（3）确定六院后勤的质量方针、目标，审核《质量保障手册》，明确后勤管理处和保卫科在质量管理体系贯彻方面的职责。

（4）主持管理评审，并对质量管理体系的适宜性、充分性和有效性作出评价，调整和改进质量管理体系。

（5）向医院组织人事部门提议医院后勤管理部门设置，确定各级管理层的质量职责和权限。

（6）为建立和改进质量管理体系配置必要的资源。

（7）审核六院后勤年度质量工作计划及重大质量改进报告。

2）后勤管理部门负责人（后勤管理处处长和保卫科科长）

（1）贯彻执行六院后勤的质量方针和相关的质量管理体系文件，协助分管副院长开展质量管理工作，重大问题报告分管副院长。

（2）全面负责建立、实施、完善和保持六院后勤的质量管理体系。

（3）组织实施内部质量审核，负责向分管副院长报告质量管理体系运行情况。

（4）开展质量管理工作，对各外包服务机构履行质量职责和完成各项质量指标负责。

（5）在分管副院长授权下负责服务项目的招标、合同的谈判、合同的签订和履约评审及管理工作。

3）后勤各管理部门职责

（1）后勤管理处

- 贯彻执行六院后勤质量方针、目标和相关的质量管理体系文件。
- 代表医院对国有资产进行管理，实施物资采购、服务项目及工程招投标。
- 实施对服务机构考核管理，协调医院各部门与服务机构的关系。
- 对突发事件的应急处置。

（2）保卫科

- 贯彻执行六院后勤质量方针、目标和相关的质量管理体系文件。
- 负责为医院提供门岗、消防和治安服务。
- 负责院内交通安全、车辆管理。

（3）动力保障中心

- 贯彻执行六院后勤质量方针、目标和相关的质量管理体系文件。
- 负责为医院提供动力设备运行和服务设施维修服务。
- 负责做好后勤范围内各类表具、器具的计量管理工作和特种设备的年审工作。
- 负责为医院提供房屋、供电、供水、供气、电话总机、电梯和污水处理等基础设施维修与保养服务。

（4）患者膳食科

- 贯彻执行六院后勤质量方针、目标和相关的质量管理体系文件。
- 负责为患者提供餐饮服务，确保食品安全，不断提高患者满意度。

（5）物资保障科

- 贯彻执行六院后勤质量方针、目标和相关的质量管理体系文件。
- 负责为医院提供物资采购和物资仓储管理服务。
- 负责为医院提供电梯、被服洗涤服务。

（6）外包服务机构管理科

- 贯彻执行六院后勤质量方针、目标和相关的质量管理体系文件。
- 负责为医院提供内环境保洁、外环境保洁、接送运送等方面的服务。
- 负责为职工提供餐饮服务，确保食品安全，不断提高职工满意度。

（7）基建办公室

- 贯彻执行六院后勤质量方针、目标和相关的质量管理体系文件。
- 负责医院基本建设项目规划与实施。
- 负责医院内部房屋的大修管理和实施。
- 负责医院院内院外的房产管理。

任何员工都有反映质量问题和提出解决质量问题的建议的权利和义务。

4）沟通

（1）确保在组织内部及在组织与顾客间建立适当的沟通过程，确保对质量管理体系的有效性及实施与顾客沟通的有效安排。

（2）沟通适用于组织内部的沟通过程及组织与顾客间沟通的过程控制。

5）职责

（1）最高管理层确保建立适当的沟通过程。

（2）各后勤管理部门负责内部沟通过程与外部沟通过程的接口，并负责执行最高管理层的指令。

（3）各外包服务机构及下属班组负责内部沟通中的相关接口。

（4）各后勤管理部门负责同级信息沟通的实施与记录。

3. 工作程序

1）内部沟通

各外包服务机构自上而下分为法定代表人、驻地经理、班组和员工四级，上下级之间的沟通为垂直沟通，同级之间的沟通为横向沟通，除此以外为非正式沟通。

医院与外包服务机构的沟通通过医院分管副院长、后勤管理处处长、保卫科科长及各后勤管理部门负责人与外包服务机构法定代表人、驻地经理、班组长进行。

2）外部沟通

顾客（一般顾客、重点顾客、投诉顾客）；上级机构（上级主管部门，政府行政、司法机构）；供方（产品供方、服务供方）；第三方机构（质量认证公司、新闻媒体等）都属于外部沟通范畴。

3）内部和外部信息沟通

按《信息沟通控制程序》执行。

4. 相关文件

《信息沟通控制程序》（Q/LYHQ-204—2019）。

## 1.13 组织架构(Q/LYHQ-013—2019)(图 1-1)

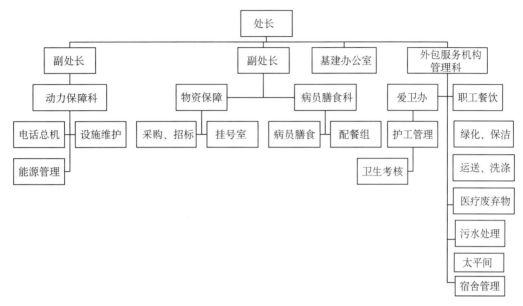

图 1-1 组织架构

## 1.14 质量职能分配(Q/LYHQ-014—2019)(表 1-2)

表 1-2 质量职能分配表

| 编号 | 名称 | 分管副院长 | 后勤管理处长 | 保卫科科长 | 保卫科后勤管理处 | 基建办公室 | 动力保障中心 | 患者膳食科 | 物资保障科 | 外包服务机构管理科 | 外包服务机构 | |
|------|------|------|------|------|------|------|------|------|------|------|------|------|
| | | ISO9001:2016 章条号 | | | | | | | | | | |
| 4 | 质量管理体系 | | | | | | | | | | | |
| 4.1 | 总要求 | ★ | ▲ | ▲ | ▲ | ○ | ○ | ○ | ○ | ○ | ○ | |
| 4.2 | 文件要求 | ○ | ★ | ★ | ★ | ▲ | ▲ | ▲ | ▲ | ▲ | | |
| 5 | 管理职责 | | | | | | | | | | | |
| 5.1 | 管理承诺 | ★ | ▲ | ▲ | ▲ | ○ | ○ | ○ | ○ | ○ | ○ | |
| 5.2 | 以顾客为关注焦点 | ○ | ★ | ★ | ★ | ▲ | ▲ | ▲ | ▲ | ▲ | | |
| 5.3 | 质量方针 | ★ | ▲ | ▲ | ▲ | ○ | ○ | ○ | ○ | ○ | | |
| 5.4 | 策划 | ○ | ★ | ★ | ★ | ▲ | ▲ | ▲ | ▲ | ▲ | ○ | |

（续表）

| 编号 | 名称 | 分管副院长 | 后勤管理处长 | 保卫科科长 | 保卫科后勤管理处 | 基建办公室 | 动力保障中心 | 患者膳食科 | 物资保障科 | 外包服务机构管理科 | 外包服务机构 |  |
|---|---|---|---|---|---|---|---|---|---|---|---|---|
| 5.5 | 职责、权限与沟通 | ★ | ▲ | ▲ | ▲ | ▲ | ▲ | ▲ | ▲ | ▲ | ○ | |
| 5.6 | 管理评审 | ★ | ▲ | ▲ | ▲ | ▲ | ▲ | ▲ | ▲ | ▲ | ○ | |
| 6 | 资源管理 | | | | | | | | | | | |
| 6.1 | 资源提供 | ★ | ▲ | ▲ | ▲ | ○ | ○ | ○ | ○ | ○ | ○ | |
| 6.2 | 人力资源 | ○ | ★ | ★ | ★ | ○ | ○ | ○ | ○ | ○ | ★ | |
| 6.3 | 基础设施 | ○ | ★ | ★ | ★ | ▲ | ▲ | ○ | ○ | ○ | ○ | |
| 6.4 | 工作环境 | ○ | ★ | ★ | ★ | ▲ | ▲ | ▲ | ▲ | ▲ | ▲ | |
| 7 | 产品实现 | | | | | | | | | | | |
| 7.1 | 产品实现的策划 | ○ | ★ | ★ | ★ | ▲ | ▲ | ▲ | ▲ | ▲ | ○ | |
| 7.2 | 与顾客有关的过程 | ○ | ▲ | ▲ | ▲ | ▲ | ▲ | ▲ | ▲ | ▲ | ★ | |
| 7.3 | 设计和开发 | ○ | ★ | ★ | ★ | ▲ | ▲ | ▲ | ▲ | ▲ | | |
| 7.4 | 采购 | ○ | ○ | ○ | ○ | ○ | ○ | ▲ | ★ | | | |
| 7.5 | 生产和服务提供 | ○ | ▲ | ▲ | ▲ | ★ | ★ | ★ | ★ | ★ | ★ | |
| 7.6 | 监视和测量装置的控制 | ○ | ○ | ○ | ○ | ○ | ▲ | ○ | ▲ | ○ | | |
| 8 | 测量、分析和改进 | | | | | | | | | | | |
| 8.1 | 总则 | ○ | ★ | ★ | ▲ | ▲ | ▲ | ▲ | ▲ | ▲ | | |
| 8.2 | 监视和测量 | ○ | ★ | ★ | ★ | ▲ | ▲ | ▲ | ▲ | ▲ | ○ | |
| 8.3 | 不合格品控制 | ○ | ▲ | ▲ | ▲ | ▲ | ▲ | ★ | ★ | ▲ | | |
| 8.4 | 数据分析 | ○ | ▲ | ▲ | ▲ | ★ | ★ | ★ | ★ | ★ | ▲ | |
| 8.5 | 改进 | ▲ | ★ | ★ | ★ | ▲ | ▲ | ▲ | ▲ | ▲ | ★ | |

图例：★主要责任者（部门）；▲协作责任者（部门）；○相关责任者（部门）。

## 1.15　管理评审（Q/LYHQ-015—2019）

### 1. 目的

定期对六院后勤的质量管理体系进行评审，确保质量管理体系的适宜性、充分性和有效性，满足受益者的期望和要求。

2．范围

适用于六院后勤的管理评审。

3．职责

(1) 各部门负责提供相关的评审资料,并负责实施评审所提出的纠正、预防和持续改进等工作。

(2) 后勤各管理部门负责准备与收集管理评审所需的资料。

(3) 后勤管理处和保卫科负责向分管副院长报告质量管理体系运行情况,制订管理评审计划,负责管理评审实施计划的落实及组织协调工作,以及评审结论整改的跟踪检查和报告工作。

(4) 分管副院长负责主持管理评审、批准管理评审计划和管理评审报告。

4．工作程序

(1) 管理评审一般在每年第四季度进行一次,特殊情况下即时进行管理评审。

(2) 管理评审计划由后勤管理处和保卫科负责制订,由分管副院长批准,后勤管理处和保卫科组织实施。

(3) 管理评审所需的资料由后勤各管理部门负责准备与收集,外包服务机构负责提供各自的评审所需的资料。

(4) 管理评审安排在内部质量审核后进行。

(5) 管理评审由分管副院长主持,后勤各管理部门负责做好评审记录以及评审资料的保管,后勤管理处和保卫科负责编写评审报告。

(6) 管理评审中确定需要解决的问题,外包服务机构应制订相应的纠正或预防措施,并切实实施,后勤各管理部门对实施的效果应予验证。

(7) 对已实施、经验证效果达到预期目标的纠正和预防措施,需要纳入技术或管理文件的,后勤各管理部门应按《文件控制程序》(Q/LYHQ-201—2019)进行文件的更改或补充。

5．相关文件

《文件控制程序》(Q/LYHQ-201—2019)。

《管理评审程序》(Q/LYHQ-203—2019)。

# 1.16　资源提供(Q/LYHQ-016—2019)

1．目的

为确保通过持续改进,提高顾客满意度提供所需的资源。

2．范围

适用于六院后勤的资源提供的管理。

3．职责

（1）分管副院长负责资源需求的计划、规划及取得的审核。

（2）后勤管理处和保卫科负责资源提供的要求与具体实施。

（3）后勤各管理部门负责本部门的基础设施和工作环境。

4．工作程序

（1）资源是六院后勤质量管理体系的重要组成部分，包括经过培训并胜任工作的人员、必要的基础设施和工作环境等。

（2）医院保证充分的资源投入，以期有效地开展各项质量活动，包括：

• 实施、保持质量管理体系并持续改进其有效性。

• 通过满足顾客要求，增强顾客满意度。

# 1.17　人力资源(Q/LYHQ-017—2019)

1．目的

对在六院从事后勤运行与服务、影响产品或服务质量工作的各级人员进行继续教育、培训和考核。并对培训的有效性进行评价，确保各级人员能胜任各自的本职工作。

2．范围

适用于对在六院从事后勤服务的人力资源进行控制。

3．职责

（1）分管副院长、后勤管理处处长和保卫科科长负责识别和确定人力资源的需求。

（2）人力资源由各外包服务机构负责人按照医院管理与服务需求统一调配，报后勤管理处和保卫科认可。

（3）后勤各管理部门负责人员培训与资格评定的归口管理。

（4）外包服务机构负责提出与本部门相关的培训项目和计划并安排相关人员参加培训。

（5）有关部门，协同并配合相应的业务指导。

4．工作程序

1）人力资源管理

（1）后勤管理处处长、保卫科科长根据本部门承担的工作的需求及工作情况变化，提出人力资源的需求，由各外包服务机构负责人提出人员配置方案，并报后勤管理处处长、保卫科科长和分管副院长审批，最终由外包服务机构统一配置。

（2）各部门的人力配置方案以完成工作目标和质量目标为准则，当通过内部调整能完成人力资源分配时,应以内部调整为优先方案。

（3）配置原则按照以量定岗、以岗定人、满负荷高质量服务为标准。

2）培训

（1）从事影响产品或服务质量的工作人员,必须具有相应的专业技能。

（2）各外包服务机构负责人根据岗位对人员能力的要求每年编制培训计划,经后勤管理处和保卫科负责人批准后,组织实施。

（3）各级各类（管理、技术等）人员均应学习相关业务、技术、专业知识。

（4）应按计划要求按时对不同人员分别进行培训,员工培训考核成绩作为对外包服务机构的考核内容。

（5）后勤各管理部门负责人对各项培训计划进行监督检查,年末应对本年度外包服务机构培训计划执行情况及培训效果或所采取的措施的有效性进行评价,形成总结报告,作为评标和续标的依据。

（6）后勤管理处和保卫科收集各外包服务机构对员工培训、教育、经验和技能的相关记录。

## 1.18　基础设施（Q/LYHQ-018—2019）

1. 目的

确保基础设施的安全有效运行,为医院安全正常开展运行提供保障。

2. 范围

适用于所有外包服务机构在提供服务中所必须的基础设施使用、维护,包括建筑、设备的控制。

3. 职责

（1）后勤管理处和保卫科负责对基础设施进行全面管理确认,根据实际需要进行配置,并对其登记造册。

（2）外包服务机构班组制订设施设备的管理、使用和维修保养制度和维护计划。

（3）设备管理人员应建立部门设备档案,监督设备运行。

4. 工作程序

（1）各班组的基础设施范围应予以确定。

（2）各班组根据《基础设施管理控制程序》（Q/LYHQ-205—2019）及其他相关的程序文件实施基础设施的管理。

（3）基础设施的更新。

• 班组提出的基础设施更新建议经外包服务机构负责人审核,交后勤管理处和保卫科确认,由后勤管理处和保卫科以书面形式报分管副院长,按程序经认可后由医院提供。

• 班组提出工具更新要求经后勤管理处和保卫科审核确认后,由医院负责提供,大于1万元须由分管副院长审批。

• 基础设施的报废要符合基础设施的报废依据和程序。

(4)基础设施的记录

• 按照《动力设施运行控制程序》执行的使用和维护的基础设施由具体实施班组按程序文件进行记录和保管。

• 房屋设备的维护记录由动力保障中心保存。

• 后勤管理处和保卫科根据各班组在服务提供过程中根据所需的范围建立设施设备总库档案,班组建立分库档案。

5. 相关文件

《基础设施管理控制程序》(Q/LYHQ-205—2019)。

《动力设施运行控制程序》(Q/LYHQ-209—2019)。

# 1.19　工作环境(Q/LYHQ-019—2019)

1. 目的

对提供给外包服务机构的工作场所进行控制,确保达到产品或服务符合要求所需的工作环境。

2. 范围

适用于外包服务机构提供过程中的所有工作场所。

3. 职责

(1)后勤管理处和保卫科负责对外包服务机构提出的改善环境的意见进行审核、确认,根据实际需要进行实施与改进。

(2)各外包服务机构负责对影响工作场所和环境进行识别,并提出改进建议。

4. 工作程序

(1)各外包服务机构分别确定环境对工作产生的各类影响。

(2)就环境对工作产生的影响采取改进措施。

• 室外环境对工作产生影响的改进措施。

• 室内环境对工作产生影响的改进措施。

• 室内工作环境的管理审批。

各外包服务机构班组和部门对可能会对工作产生的影响进行识别,发现存在问题的设施,及时进行维修或报废;没有相应设施的应通过评审由后勤管理处和保卫科负责解决。

5. 相关文件

《工作环境控制程序》(Q/LYHQ-206—2019)。

## 1.20　产品实现的策划(Q/LYHQ-020—2019)

1. 目的

对产品(服务)实现进行策划,确保产品(服务)质量形成全过程处于受控状态。

2. 范围

适用于特定的产品(服务)项目和合同的质量计划的编制、实施及控制。

3. 职责

(1) 六院后勤各管理部门负责组织产品(服务)实现的策划,后勤管理处和保卫科审核,分管院长批准。

(2) 各部门负责人应组织必要实施条件,按产品(服务)实现的策划要求组织实施。

4. 工作程序

(1) 分管院长确定产品(服务)实现的策划,以了解产品(服务)要求和质量目标,并能满足顾客和法律法规的全部要求,详见《服务质量策划程序》(Q/LYHQ-207—2019)。

(2) 建立相关工作程序,以确保过程有效运作,并得到控制,详见现行有效质量管理体系——文件、表格清单。

(3) 在相关的工作程序中规定产品(服务)所需要的验证、确认、监督、检验和测试,以确保产品(服务)的符合性,并确定产品(服务)的接收准则。

(4) 对产品(服务)实现的过程和产品(服务)符合要求的结果予以必要的记录,详见《记录控制程序》(Q/LYHQ-202—2019)。

5. 相关文件

《记录控制程序》(Q/LYHQ-202—2019)。

《服务质量策划程序》(Q/LYHQ-207—2019)。

## 1.21　与顾客有关的过程(Q/LYHQ-021—2019)

1. 目的

对顾客的要求进行评审,使其成为六院后勤的工作依据,充分满足顾客的要求。

2. 范围

适用于对顾客要求确认前的评审。

3. 职责

(1) 分管副院长组织对顾客要求的评审,后勤各管理部门落实顾客要求的实施与管理。

(2) 各外包服务机构和六院后勤管理人员应准备相关资料参与评审工作。

(3) 分管副院长负责对顾客要求的审批。

4. 工作程序

(1) 顾客要求评审以顾客要求评审小组评审的方式进行。

(2) 顾客要求评审小组组长由分管副院长担任,成员由后勤管理处和保卫科、后勤各管理部门、各外包服务机构负责人组成。

(3) 各部门应针对顾客要求中与本部门相关的条款进行评审。

(4) 按程序给定的评审内容逐项评审。

(5) 对评审中提出的异议,由分管副院长与顾客代表联系协商,争取达成共识。

(6) 根据双方共同认定的修改意见,及时修改顾客的要求。

(7) 按评审的最终结果由分管副院长审批并签订正式合同。

(8) 当因某种原因(医院与顾客)修改部分条款时,按以上相关条款执行。

(9) 评审记录和保存:

  • 后勤管理处和保卫科应对顾客要求评审时间、参加人员、评审的内容和评审过程详细记录。

  • 后勤管理处和保卫科应对评审记录、评审材料和合同文本妥善保存。

5. 相关文件

《与顾客有关的过程控制程序》(Q/LYHQ-226—2019)。

## 1.22　采购(Q/LYHQ-022—2019)

1. 目的

对物资采购过程和外包服务的过程进行控制,保证所采购的物资和外包服务符合规定的要求。

2. 范围

适用于各类物资采购和各类服务外包的控制。

3. 职责

(1) 分管副院长、后勤管理处和保卫科负责外包服务提供方的选择。

（2）后勤各管理部门负责外包服务的质量监控。

（3）物资保障科负责对院内消耗材料、家具设备、印刷品、设备设施和副食品的采购。

（4）外包服务机构管理科负责对外包服务的采购。

（5）后勤管理处负责物资采购和外包服务的检查监督。

4．工作程序

1）物资采购

（1）物资保障科采购物资的范围为顾客所需的消耗材料、家具设备、印刷品、设备设施、副食品及其他物品。

（2）所有供方必须经过招标、比议价、遴选等方式进行选择、分类和再选择。

（3）按《常用物品库存定量》（LYHQ-R50-007）编制"库存物资采购计划"并填写采购清单。

（4）对物品采购进行定时、定点的控制。

（5）物资保障科对各种采购清单进行整理装订，并至少保存三个月。

（6）仓库保管员对所有进库物品进行验收，验收合格制作"物品入库单"，对重要物品要建立物品的可追溯性记录。

（7）物资保障科对物品的采购过程按照上述要求，每月一次进行检查监督，并做好记录。

2）外包服务

（1）外包服务机构管理科根据需要提出外包服务计划。

（2）选择合适的外包服务提供方。

（3）签订外包服务合同。

（4）外包服务机构管理科对外包服务提供方的质量按合同进行监管和考核。

5．相关文件

《采购控制程序》（Q/LYHQ-217—2019）。

《外包服务管理程序》（Q/LYHQ-229—2019）。

# 1.23　生产和服务提供（Q/LYHQ-023—2019）

1．目的

对与服务过程有关的各项环节进行控制，确保各服务提供过程按规定的方法在受控状态下进行。

2．范围

适用于对服务提供过程进行控制。

3．职责

（1）后勤管理处和保卫科负责服务提供的归口管理，并负责对各外包服务机构的服务过程实施检查和监督。

（2）各后勤管理部门负责本部门职能范围服务过程的实施和管理。

4．工作程序

1）服务提供

（1）后勤管理处和保卫科对外包服务机构所提供的服务进行过程控制策划，后勤各管理部门按计划分工编制本部门的程序文件或作业指导书，并按规定程序审批。

（2）后勤各管理部门针对本部门服务范围按相应程序文件或作业指导书提供服务。

（3）后勤各管理部门对服务过程进行监控，对本部门的关键岗位进行连续监控。

2）标识和可追溯性

（1）为了实现服务质量的可追溯，对服务用品进行必要的标识，防止不同的服务用品相互混用。

（2）对服务质量形成全过程的标识及实现可追溯性进行控制。

3）顾客财产

（1）医院各部门送交维修的物品是顾客的财产。

（2）外包服务机构维修班组要确保接修物品检修完好后移交顾客。

4）产品防护

（1）外包服务机构的主要产品是服务，主要对服务载体进行防护。

（2）对服务载体的标识、搬运、包装、贮存、保护和交付进行控制，以确保产品不受损坏。

（3）物资保障科对贮存物资进行防护，确保贮存物资的完好。

5．相关文件

《服务提供的控制程序》（Q/LYHQ-225—2019）。

《消防控制程序》（Q/LYHQ-216—2019）。

《门岗服务程序》（Q/LYHQ-221—2019）。

《动力设施运行控制程序》（Q/LYHQ-209—2019）。

《水电维修服务控制程序》（Q/LYHQ-210—2019）。

《污水处理控制程序》（Q/LYHQ-211—2019）。

《绿化养护控制程序》（Q/LYHQ-218—2019）。

《电梯服务控制程序》（Q/LYHQ-212—2019）。

《被服洗涤服务程序》（Q/LYHQ-227—2019）。

《病员餐饮控制程序》（Q/LYHQ-222—2019）。

《室内外保洁控制程序》（Q/LYHQ-219—2019）。

《餐饮标识和可追溯性控制程序》(Q/LYHQ-223—2019)。

《接修物品控制程序》(Q/LYHQ-214—2019)。

《服务提供的控制程序》(Q/LYHQ-225—2019)。

《物资贮存控制程序》(Q/LYHQ-224—2019)。

## 1.24　监视和测量装置的控制(Q/LYHQ-024—2019)

1. 目的

对服务提供考评方法的评定进行控制,确保考评效果;对监视和测量装置进行有效的控制,确保监视和测量的结果满足使用要求。

2. 范围

适用于对服务质量的考评方法的评定控制和监督,以及对测量装置的控制。

3. 职责

(1) 后勤管理处和保卫科负责对外包服务机构服务质量的考评方法进行评定,并督促实施。

(2) 后勤管理处和保卫科根据服务特性和服务要求,制订考评方法,并组织实施。

(3) 动力保障科负责测量装置的记录、保管和检定。

4. 工作程序

(1) 服务提供的考评方法:

* 通过评审和审批确定考评方法。

* 按岗位规范制订考评方法。

* 根据考评方法组织考评。

* 考评方法按需要进行修改和补充。

* 对考评方法评定进行记录并保存。

(2) 监视和测量设备按相关程序选用、检定、使用、储存和防护。

5. 相关文件

《服务评价与考核程序》(Q/LYHQ-230—2019)。

《监视和测量装置的控制程序》(Q/LYHQ-228—2019)。

## 1.25　总则(Q/LYHQ-025—2019)

1. 目的

通过对产品(服务)进行必要的监督、测评、分析和改进,以证实产品(服务)的符合性,确保质量管理体系的符合性及其持续改进的有效性。

2. 范围

适用于质量管理体系的持续提高。

3. 职责

(1) 分管副院长负责领导质量管理体系的持续提高。

(2) 后勤管理处和保卫科负责具体实施持续提高质量管理体系。

(3) 后勤各管理部门负责对所分管部门提供的服务质量测评与分析。

4. 工作程序

(1) 监督和测评:

• 后勤管理处和保卫科应通过对顾客满意度的测评来确定顾客满意的程度。

• 后勤管理处和保卫科通过半年一次的内部审核确保质量管理体系的符合性。

• 对部分服务的过程进行监督和测评。

• 对部分服务的产品进行监督和测评。

(2) 监督和测评时对不合格服务进行控制。

(3) 对监督和测评数据进行有效的分析。

(4) 通过纠正和预防措施对质量管理体系进行持续改进。

5. 相关文件

《持续改进控制程序》(Q/LYHQ-236—2019)。

## 1.26  监督和测评(Q/LYHQ-026—2019)

1. 目的

对顾客满意度进行测评,定期进行内部质量管理体系审核,对过程和产品进行监督和测评,以确保质量管理体系持续有效运行,并为质量管理体系的改进提供依据。

2. 范围

适用于对顾客满意度的测评、六院后勤内部质量审核活动、过程和产品监督和测评的控制。

3. 职责

(1) 后勤管理处和保卫科负责对质量管理体系的监督与测评。

(2) 各管理部门负责本部门质量管理体系的监督与测评。

4. 工作程序

(1) 顾客满意:

• 顾客满意度的测评每月进行一次。

- 对满意度测评数据进行有效的分析与使用。

（2）内部审核：

- 后勤管理处和保卫科制订年度内部审核计划,内部审核每年进行1～2次。

- 成立医院内部审核小组,由后勤管理处和保卫科向分管副院长提出,内审组组长、审核员报分管副院长批准,审核员须经过培训、考试合格上岗。

- 内审组组长根据每次审核的要求组织审核员制订审核专用文件,向内审员分配审核任务。

- 按《内部审核程序》的要求实施审核。

- 内部审核中发现的不合格项必须采取纠正和预防措施,并对措施实施验证。

- 内审活动完成后,内审组组长将所有审核记录及结论移交给后勤管理处和保卫科归档,供管理评估使用。

（3）为确保食品安全食用,杜绝食物中毒事故,对食品加工过程实施监控。

（4）对服务结果进行监督和测评,确保达到预期的效果。

5．相关文件

《满意度调查程序》(Q/LYHQ-231—2019)。

《内部审核控制程序》(Q/LYHQ-233—2019)。

《食品卫生检验程序》(Q/LYHQ-220—2019)。

《服务评价与考核程序》(Q/LYHQ-230—2019)。

《维修质量检验控制程序》(Q/LYHQ-213—2019)。

# 1.27  不合格品控制(Q/LYHQ-027—2019)

1．目的

对不合格服务进行控制,确保各项服务符合规定要求。

2．范围

适用于对六院后勤的服务提供过程中不合格服务进行控制。

3．职责

（1）后勤管理处和保卫科负责组织对不合格服务的处置和归口管理。

（2）后勤各管理部门负责对各自管辖的不合格服务及时采取纠正措施。

4．工作程序

（1）后勤管理处和保卫科在服务过程中对不合格服务的识别。

（2）组织人员对不合格服务进行评审。

（3）对不合格服务进行必要的处置。

（4）对不合格服务的处理要进行记录。

5．相关文件

《不合格服务控制程序》（Q/LYHQ-234—2019）。

# 1.28　数据分析（Q/LYHQ-028—2019）

1．目的

通过收集和分析数据，确定顾客对六院后勤的满意程度，确保质量管理体系的适宜性和有效性。

2．范围

适用于六院后勤服务过程中，对反映过程能力和服务特性的数据进行收集和分析的控制。

3．职责

（1）后勤管理处和保卫科负责本程序的归口管理，并负责效果验证。

（2）外包服务机构负责人负责数据收集和培训分析人员。

（3）后勤各管理部门负责具体实施。

4．工作程序

（1）后勤管理处和保卫科收集反映服务质量的相关数据。

（2）数据的汇总、统计与分析。

· 后勤管理处和保卫科定期进行数据汇总与统计。

· 后勤管理处和保卫科每季度对上报的数据进行分析，确定需要改进的方面。

· 统计分析报告经分管副院长审批生效，对需要改进的方面，由后勤管理处和保卫科组织实施。

（3）数据的使用。

· 后勤管理处和保卫科组织有关部门采取纠正措施或预防措施，并检查其效果。

· 对正面的发现，后勤管理处和保卫科上报分管副院长，对相关部门进行表扬，并及时总结经验，在适当的范围内予以推广。

· 分析报告作为本程序的输出供管理评审使用。

· 分析报告的数据作为修正质量目标的依据。

（4）分析数据由后勤管理处和保卫科进行归档。

5．相关文件

《数据分析控制程序》（Q/LYHQ-235—2019）。

## 1.29 改进(Q/LYHQ-029—2019)

1. 目的

利用质量管理手段,对已发生的或潜在的不合格因素进行调查分析,采取必要的措施,确保服务质量的持续提高。

2. 范围

适用于六院后勤质量管理体系有效性的持续改进。

3. 职责

(1)后勤管理处和保卫科负责对质量管理体系的改进。

(2)后勤管理处和保卫科负责收集质量信息,并汇总、分析、判断和提出纠正与预防措施。

(3)各管理部门和外包服务机构负责人参与纠正与预防措施的分析、制订实施方案及具体实施。

4. 工作程序

(1)持续改进:

• 对有关持续改进的信息进行收集。

• 对持续改进有效的信息进行识别。

• 分析判断能持续改进的要素。

• 制订并实施持续改进的措施。

(2)纠正措施:

• 对有关纠正措施的信息进行收集。

• 对产生不合格服务的原因进行分析。

• 制订并实施纠正措施。

• 对纠正措施的有效性进行评审。

(3)预防措施:

• 对有关预防措施的信息进行收集。

• 对潜在的不合格服务的原因进行分析。

• 制订并实施预防措施。

• 对预防措施的有效性进行评审。

5. 相关文件

《持续改进控制程序》(Q/LYHQ-236—2019)。

《纠正措施控制程序》(Q/LYHQ-237—2019)。

《预防措施控制程序》(Q/LYHQ-238—2019)。

# 1.30　质量管理体系程序文件目录(Q/LYHQ-030—2019)(表 1-3)

表 1-3　质量管理体系程序文件目录

| 序号 | 要素编号 | 要素名称 | 文件编号 | 文件名称 |
|---|---|---|---|---|
| 1 | 2.1 | 文件控制 | Q/LYHQ-201—2019 | 文件控制程序 |
| 2 | 2.2 | 记录控制 | Q/LYHQ-202—2019 | 记录控制程序 |
| 3 | 2.3 | 管理评审 | Q/LYHQ-203—2019 | 管理评审程序 |
| 4 | 2.4.1 | 内部沟通 | Q/LYHQ-204—2019 | 信息沟通控制程序 |
|  | 2.4.2 | 顾客沟通 |  |  |
| 5 | 2.5 | 基础设施管理 | Q/LYHQ-205—2019 | 基础设施管理控制程序 |
| 6 | 2.6 | 工作环境 | Q/LYHQ-206—2019 | 工作环境控制程序 |
| 7 | 2.7 | 服务质量 | Q/LYHQ-207—2019 | 服务质量策划程序 |
| 8 | 2.8 | 动力设施管理 | Q/LYHQ-208—2019 | 动力设施管理程序 |
| 9 | 2.9 | 动力设施运行 | Q/LYHQ-209—2019 | 动力设施运行控制程序 |
| 10 | 2.10 | 生产和服务提供的控制 | Q/LYHQ-210—2019 | 水电维修服务控制程序 |
| 11 | 2.11 | 生产和服务提供的控制 | Q/LYHQ-211—2019 | 污水处理控制程序 |
| 12 | 2.12 | 生产和服务提供的控制 | Q/LYHQ-212—2019 | 电梯服务控制程序 |
| 13 | 2.13 | 生产和服务提供的控制 | Q/LYHQ-213—2019 | 维修质量检验控制程序 |
| 14 | 2.14 | 生产和服务提供的控制 | Q/LYHQ-214—2019 | 接修物品控制程序 |
| 15 | 2.15 | 生产和服务提供的控制 | Q/LYHQ-215—2019 | 安全管理程序 |
| 16 | 2.16 | 生产和服务提供的控制 | Q/LYHQ-216—2019 | 消防控制程序 |
| 17 | 2.17 | 生产和服务提供的控制 | Q/LYHQ-217—2019 | 采购控制程序 |
| 18 | 2.18 | 生产和服务提供的控制 | Q/LYHQ-218—2019 | 绿化养护控制程序 |
| 19 | 2.19 | 生产和服务提供的控制 | Q/LYHQ-219—2019 | 室内外保洁控制程序 |
| 20 | 2.20 | 生产和服务提供的控制 | Q/LYHQ-220—2019 | 食品卫生检验程序 |
| 21 | 2.21 | 生产和服务提供的控制 | Q/LYHQ-221—2019 | 门岗服务程序 |
| 22 | 2.22 | 生产和服务提供的控制 | Q/LYHQ-222—2019 | 患者餐饮服务程序 |
| 23 | 2.23 | 标识和可追溯性 | Q/LYHQ-223—2019 | 餐饮标识和可追溯控制程序 |
| 24 | 2.24 | 物资储存 | Q/LYHQ-224—2019 | 物资储存控制程序 |
| 25 | 2.25 | 服务提供 | Q/LYHQ-225—2019 | 服务提供的控制程序 |

（续表）

| 序号 | 要素编号 | 要素名称 | 文件编号 | 文件名称 |
|---|---|---|---|---|
| 26 | 2.26 | 顾客服务 | Q/LYHQ-226—2019 | 与顾客有关过程控制程序 |
| 27 | 2.27 | 生产和服务提供的控制 | Q/LYHQ-227—2019 | 被服洗涤服务控制程序 |
| 28 | 2.28 | 监督和测量装置的控制 | Q/LYHQ-228—2019 | 监视和测量装置的控制程序 |
| 29 | 2.29 | 生产和服务提供的控制 | Q/LYHQ-229—2019 | 外包服务管理程序 |
| 30 | 2.30 | 顾客满意 | Q/LYHQ-230—2019 | 服务评价与考核程序 |
| 31 | 2.31 | 顾客满意 | Q/LYHQ-231—2019 | 满意度调查程序 |
| 32 | 2.32 | 生产和服务提供的控制 | Q/LYHQ-232—2019 | 突发事件处理程序 |
| 33 | 2.33 | 内部审核的控制 | Q/LYHQ-233—2019 | 内部审核控制程序 |
| 34 | 2.34 | 不合格品的控制 | Q/LYHQ-234—2019 | 不合格服务控制程序 |
| 35 | 2.35 | 数据分析 | Q/LYHQ-235—2019 | 数据分析控制程序 |
| 36 | 2.36 | 持续改进 | Q/LYHQ-236—2019 | 持续改进控制程序 |
| 37 | 2.37 | 纠正措施 | Q/LYHQ-237—2019 | 纠正措施控制程序 |
| 38 | 2.38 | 预防措施 | Q/LYHQ-238—2019 | 预防措施控制程序 |

## 1.31　受控质量手册发放范围（Q/LYHQ-031—2019）（表 1-4）

表 1-4　受控质量手册发放范围

| 序号 | 手册编号 | 发放部门 | 备注 |
|---|---|---|---|
|  |  |  |  |
|  |  |  |  |
|  |  |  |  |
|  |  |  |  |
|  |  |  |  |
|  |  |  |  |
|  |  |  |  |
|  |  |  |  |
|  |  |  |  |
|  |  |  |  |
|  |  |  |  |
|  |  |  |  |
|  |  |  |  |

## 1.32 质量手册更改记录(Q/LYHQ-032—2019)(表 1-5)

表 1-5 质量手册更改记录

| 序号 | 要素编号 | 章节号 | 页码 | 更改内容 | 更改状态 | 修改人 | 批准人 | 日期 |
|------|---------|--------|------|----------|----------|--------|--------|------|
| 01 | | | | | | | | |
| 02 | | | | | | | | |
| 03 | | | | | | | | |
| 04 | | | | | | | | |
| 05 | | | | | | | | |
| 06 | | | | | | | | |
| 07 | | | | | | | | |
| 08 | | | | | | | | |
| 09 | | | | | | | | |
| 10 | | | | | | | | |
| 11 | | | | | | | | |
| 12 | | | | | | | | |
| 13 | | | | | | | | |
| 14 | | | | | | | | |
| 15 | | | | | | | | |
| 16 | | | | | | | | |
| 17 | | | | | | | | |
| 18 | | | | | | | | |
| 19 | | | | | | | | |
| 20 | | | | | | | | |
| 21 | | | | | | | | |
| 22 | | | | | | | | |
| 23 | | | | | | | | |
| 24 | | | | | | | | |

## 1.33　质量文件编写导则(Q/LYHQ-033—2019)

1. 目的

确保六院后勤质量文件编写规范化。

2. 适用范围

适用于六院后勤质量体系程序文件和作业指导书的编写。

3. 定义

程序:为进行某项活动所规定的途径。

4. 编写要求

1)质量文件的格式

质量文件的封面采用本导则的格式。

2)程序文件/作业指导书的内容

(1)文件名称:程序/作业指导书的名称。

(2)文件内容:正文部分的内容。

- 目的:程序/作业指导书的控制目的和活动涉及的范围。

- 适用范围:适用范围见产品范围、工作范围、区域范围。

- 术语、定义、符号、缩写词:质量术语参见《质量管理体系基础和术语》(GB/T 19000—2016)、特定名词给出定义。

- 职责:明确由哪些机构、科室、部门实施此项程序,它们的职责,接口及相互关系。

- 工作流程:按活动的逻辑程序描述活动的细节,明确输入、转换的多环节和输出的内容,其中物资、人员、信息和环境等方面应具备的条件,与其他活动接口处的协调措施,明确每个环节转换过程中多项因素,即做什么、谁来做、何时做、何地做和如何做,使用什么材料、设备和文件,注明任何需要注意的例外或特殊情况,必要时辅以流程图。

- 检查和考核(视需要):怎样对活动进行检查和考核。

- 相关文件:法规性文件、质量(保证)手册、质量标准、技术性标准、质量管理系列标准、相关程序文件作业文件、支撑本程序的作业文件和有关技术文件。

- 相关记录:本程序(作业指导书)中所应用到的报告、记录、表格等。

- 标准终了:画终止线、编写人署名、审核人署名和批准人署名。

3)质量文件的编号

(1)质量文件的编号规则。

程序文件/作业指导书的编号采用分段组成法,具体组成详见图1-2所示。

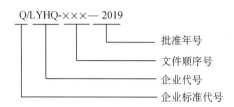

**图 1-2　编号分段组成含义示意图**

（2）程序文件的顺序号。

程序文件/作业指导书的文件顺序号为 3 位数字，第一位数字代表了该程序文件/作业指导书的分类和所属部门，后二位数字为文件序号。

4）程序文件编写审批程序

（1）按"程序文件编写计划"要求时间完成初稿。

（2）在文件会签前应预先在编制部门内讨论，部门负责人审核，再交后勤管理处处长和保卫科科长。

（3）由各管理部门负责人组织人员进行文件会审。

（4）文件编写者根据会审中提出的问题进行修改并重新提交，直至通过会审。

（5）后勤管理处和保卫科组织外包服务机构负责人进行最后审定。

5）文件编写注意事项

（1）措辞准确，不使用可能引起误解的语言，尽可能使用定量描述的方法，如对时间的要求等。

（2）编写应做到"该说到的要说到，说到的一定要做到，做到的均要有记录，不要将不切实际的做法写入，一定要注意文件的可操作性"。

（3）对已有管理制度规定中实用的办法可直接引用，必须写明引用的文件名称、编号及引用条款。

（4）程序/作业指导书文件条款号以四位数为限，若有更具体内容需以小写英文字母作为区分。

5. 引用标准和相关文件

《质量管理体系基础和术语》（idt ISO 9000：2015）（GB/T 19000—2016）。

《文件和资料控制程序》（Q/LYHQ-201—2019）。

## 1.34　管理制度编号导则（Q/LYHQ-034—2019）

1. 目的

规定六院后勤、外包服务机构管理制度的编号办法和归口管理。

2. 适用范围

本标准适用于六院后勤、外包服务机构管理制度的编号。

3 编号办法

本标准分六院后勤和外包服务机构管理制度的编号。

1）六院后勤管理制度的编号

（1）编号方法：采用分段组成法。

（2）编号由下列三段组成：

• 第一段——管理制度符号与六院后勤代号。

管理制度符号，以"制"字的汉语拼音第一个字母的大写"Z"表示。

企业代号，以"六院后勤"四字的汉语拼音第一个字母的大写"LYHQ"表示。

• 第二段——分类代号与登记顺序号。

分类代号：按下列"管理制度分类代号表"。

登记顺序号：按文件编制先后，以自然数顺序号表示。

• 第三段——制订年号或试行代号。

制订年号：表示批准实施该文件的年号，以后两位数表示。

试行代号：以"试"字的汉语拼音第一个字母的大写"S"表示。

（3）结构形式（图1-3）。

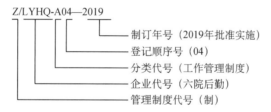

图1-3 管理制度编号含义示意图

上述编号表示，六院后勤2019年批准实施的登记顺序号为04的工作管理制度。

（4）编号归口。

编号由后勤管理处和保卫科办公室统一归口管理。

（5）管理制度修订编号。

管理制度修订时，其登记顺序号不变，仅变更制订年号。

2）外包服务机构制度的编号

（1）编号方法：

采用分段组成法。

（2）编号由下列三段组成：

• 第一段——管理制度符号、六院后勤代号。

• 第二段——外包服务机构部门代号、分类代号、登记顺序号,外包服务机构部门代号见表1-6。

表1-6 科室代号表

| 代号 | 单位 | 代号 | 单位 | 代号 | 单位 |
|---|---|---|---|---|---|
| 01 | 六院后勤 | 10 | 动力保障组(外包) | 19 | 通信维修组(外包) |
| 02 | 后勤管理处 | 11 | 设施维护组(外包) | 20 | 职工餐饮组(外包) |
| 03 | 保卫科 | 12 | 消防运行组(外包) | 21 | 患者餐饮组(外包) |
| 04 | 动力保障科 | 13 | 门卫安保组(外包) | 22 | 运送组(外包) |
| 05 | 物资保障科 | 14 | 物资供应组(外包) | 23 | 护工组(外包) |
| 06 | 患者膳食科 | 15 | 电梯运行组(外包) | 24 | 被服收送组(外包) |
| 07 | 外包服务机构管理科 | 16 | 外环境保洁组(外包) | 25 | 宿舍管理组(外包) |
| 08 | 驾驶班 | 17 | 内环境保洁组(外包) | 26 | 废弃物管理(外包) |
| 09 | 基建办公室 | 18 | 医用气体保障(外包) | | |

• 第三段——制订年号。

(3)结构形式(图1-4)。

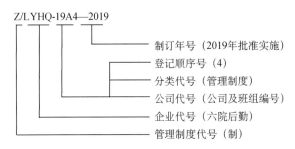

图1-4 外包服务机构制度编号含义示意图

上述编号表示:六院后勤2019年批准实施,登记顺序号为04,由通信维修组提交的工作管理制度。

(4)编号归口。

编号由外包服务机构按统一要求编制,报后勤管理处和保卫科备案。

4.归口管理

(1)六院后勤管理制度由后勤管理处和保卫科统一归口管理。

(2)外包服务机构各班组管理制度分别由班组自行归口管理,报后勤管理处和保卫科备案。

# 1.35 质量记录编号导则(Q/LYHQ-035—2019)

1. 目的

规定质量记录的编号和归口管理。

2. 适用范围

本标准适用于产品质量记录和质量体系运行记录。

3. 编号规定

1)质量记录的分类

(1)产品(服务)质量记录:与质量体系要素无关,但能反映本岗位产品质量的记录。

(2)质量体系运行记录:与质量体系要素有关的记录。

2)产品质量记录的编号

(1)编号办法:采用分段组成法。

(2)编号由下列两段组成:

• 第一段——企业代号,以"六院后勤"四字的汉语拼音第一个字母的大写"LYHQ"表示。

• 第二段——产品代号。记录代号:以"记录"一词的英语"Record"第一个字母的大写"R"表示。服务产品代号:以后勤各管理部门给定的代号为准,其中前二位为部门编号。

(3)结构形式。

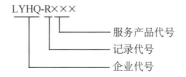

图 1-5 质量记录编号含义示意图

3)质量体系运行记录的编号

(1)编号方法:采用分段组成法。

(2)编号组成:编号由下列三段组成:

• 第一段——质量代号与企业代号。

• 第二段——记录代号与要素代号。

记录代号:见图 1-5 所示。

要素代号:按 GB/T 19002-ISO9002,只取章、条两位。

• 第三段——登记顺序号。

登记顺序号:按质量记录编制先后,以自然数顺序号表示。

（3）结构形式（图 1-6）。

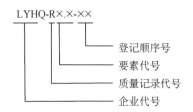

LYHQ-R×.×-××

登记顺序号
要素代号
质量记录代号
企业代号

图 1-6　质量体系运行记录编号含义示意图

## 1.36　质量目标分解指标（Q/LYHQ-036—2019）

1. 目的

将医院认可的质量指标及六院后勤制订的质量目标分解到各个外包服务机构班组与岗位。

2. 适用范围

适用于各外包服务机构执行质量指标。

3. 分解指标（后勤体系）（表 1-7）

表 1-7　后勤体系分解指标

| 职能科室 | 负责部门 | 指标 |
| --- | --- | --- |
| 保卫科 | 门卫一组 | 立岗准确率 100％ |
| 保卫科 | 门卫二组 | 患者床位与探视牌登记符合率 99％ |
| 保卫科 | 治安联防队 | 巡逻定时率 100％ |
| 保卫科 | 治安联防队（应急） | 接警 5 分钟到场准时率 99％ |
| 保卫科 | 消防控制中心 | 消防设施完好率 98％ |
| 后勤管理处 | — | — |
| 外包服务机构管理科 | 绿化养护 | 绿化覆盖率 99％ |
| 动力保障科 | 基础设施 | 设施设备完好率 95％ |
| 动力保障科 | 变配电所 | 医用电源供应保障率 100％ |
| 动力保障科 | 锅炉房 | 医用蒸汽供应保障率 100％ |
| 动力保障科 | 设备机房 | 医用水、气体供应保障率 100％ |
| 动力保障科 | 电话总机 | 转接电话、寻呼准确率 98％ |
| 动力保障科 | 污水处理 | 排污合格率 100％ |

(续表)

| 职能科室 | 负责部门 | 指标 |
|---|---|---|
| 动力保障科 | 设施维修 | 维修及时率100% |
| 物资保障科 | 电梯操作 | 文明服务达标率100% |
| 物资保障科 | 电梯维护 | 电梯设备完好率95%,电梯安全率100% |
| 外包服务机构管理科 | 宿舍保洁部 | 保洁每天执行率99% |
| 外包服务机构管理科 | 太平间 | 尸体保存准确率100%,尸体保存完好率100% |
| 驾驶班 | 驾驶安全 | 交通责任事故发生率0 |
| 物资保障科 | 电梯运行 | 患者满意率95% |
| 物资保障科 | 被服收送 | 满意度率90% |
| 外包服务机构管理科 | 职工餐厅1 | 食品卫生达标率100%,饭菜质量满意率90% |
| 外包服务机构管理科 | 职工餐厅2 | 食品卫生达标率100%,饭菜质量满意率90% |
| 患者膳食科 | 患者餐厅 | 食品卫生达标率100%,饭菜质量满意率75% |
| 物资保障科 | 采购 | 采购物资满意率90% |
| 物资保障科 | 仓储 | 库存物资完好率99.8% |
| 外包服务机构管理科 | 外环境保洁 | 清洁、保洁每天执行率99% |
| 外包服务机构管理科 | 内环境保洁 | 清洁、保洁每天执行率99% |
| 外包服务机构管理科 | 运送 | 工勤服务满意率90% |
| 患者膳食科 | 配餐 | 饭菜发放准确率98%,配餐满意率90% |

## 1.37　通用质量记录填写方法(Q/LYHQ-037—2019)

1. 目的

规范六院后勤通用质量记录的填写方法。

2. 适用范围

适用于各外包服务机构质量体系运行记录中的通用记录的填写。

3. 定义

通用质量记录:各外包服务机构部门班组均需要填写的质量记录。

4. 职责

(1) 后勤各管理部门负责填写《月度综合考评表》(LYHQ-R4.10-01)。

(2) 后勤各管理部门负责填写《服务考评状态记录》(LYHQ-R4.12-01)、《不合格服务评审报告》(LYHQ-R4.13-01)、《纠正和预防措施计划》(LYHQ-R4.14-02)。

（3）后勤各管理部门负责填写《服务考评状态记录》（LYHQ-R4.12-01）、《每月不合格服务统计分析报告》（LYHQ-R4.13-02）、《质量信息汇总分析表》（LYHQ-R4.14-01）。

**5. 填写步骤**

1）服务质量检验的信息记录

（1）各外包服务机构部门班组内部检查后，无论是否存在服务质量问题，由被检查部门填写 LYHQ-R4.10-01，检查部门填写 LYHQ-R4.12-01。

（2）后勤管理处和保卫科检查或各外包服务机构部门班组互查后，无论是否存在服务质量问题，由被检查班组填写 LYHQ-R4.10-01，后勤管理处和保卫科统一填写 LYHQ-R4.12-01。

（3）所有来自管理方的质询及顾客的投诉由后勤管理处和保卫科统一汇总、整理、分类后，统一发文至各外包服务机构，由外包服务机构责任班组填写 LYHQ-R4.10-01，后勤各管理部门填写 LYHQ-R4.12-01。

2）服务质量不合格的记录

（1）后勤各管理部门对服务质量信息记录进行分类，对确实存在的不合格服务进行评审，并填写 LYHQ-R4.13-01。

（2）外包服务机构各班组根据 LYHQ-R4.13-01 的要求进行整改。

3）纠正和预防措施的记录

（1）外包服务机构必须对不合格服务采取纠正和预防措施。

（2）如果在外包服务机构的 LYHQ-R4.13-01 中评审结论为"因六院后勤/部门现行的规章制度存在问题，不能对服务质量进行有效控制"而引起的服务质量不合格，必须由后勤各管理部门填写 LYHQ-R4.14-02。

4）信息汇总

（1）后勤各管理部门在每月 5 日前将 LYHQ-R4.13-01、LYHQ-R4.14-02 的原件交至后勤管理处和保卫科，复印件由各科室保存。

（2）后勤管理处和保卫科将后勤各管理部门的质量信息汇总后填写 LYHQ-R4.13-02、LYHQ-R4.14-01。

5）信息反馈

（1）来自医院管理方的质询及顾客的投诉由后勤管理处和保卫科进行统一反馈。

（2）外包服务机构尽快将来自医院管理方的质询及顾客投诉的不合格服务的调查落实情况记录至 LYHQ-R4.13-01，并将该记录的复印件交至后勤管理处和保卫科。

（3）后勤管理处和保卫科将来自外包服务机构的信息汇总后答复医院管理方或其他投诉的顾客。

# 2 程序文件

程序文件是对影响质量的各项活动作出相应的规定,明确对各项活动的方法和评定的准则,使质量活动处于受控状态,阐明了与质量活动有关人员的责任,包括职责、权限、相互关系等,作为执行、验证和评审质量活动的依据。

在实际活动中执行程序规定,执行的过程应留下证据,并依据程序审核实际运作是否符合要求。

医院内相同的后勤岗位有不同的公司及不同的人员,各公司和人员对岗位职责、权限理解不一,致使服务(运行)标准不统一,导致结果各不相同,质量、安全、精神文明等各方面与医院的要求不甚相符。本章主要是对在医院内从事各项活动的社会机构关键岗位的质量管理体系进行控制,达到同质化的目标,与质量管理文件对应的共有38项控制程序。

## 2.1 文件控制程序(Q/LYHQ-201—2019)

1. 目的

对六院后勤质量管理体系文件进行控制,确保各相关场所使用的文件为有效版本。

2. 范围

本程序适用于六院后勤质量管理体系文件,包括外来文件的控制。

3. 职责

(1)后勤管理处、保卫科负责组织《质量保障手册》、质量管理体系程序文件的编制。

(2)后勤管理处、保卫科办公室负责本程序的归口管理;负责《质量保障手册》、质量管理体系程序文件的更改与修订;负责六院后勤通用质量管理文件的编写、修订和报批;负责管理性文件的编号、发放、回收和归档;负责六院后勤及外来文件的管理。

(3)后勤管理处、保卫科各科长负责本部门职责范围内体系文件的编写、修订和报批。

4. 工作程序

(1)文件的控制和管理的工作流程如图2-1所示。

(2)六院后勤的文件包括:

- 《质量保障手册》。
- 质量管理体系程序文件。
- 质量计划。
- 服务文件和技术文件(服务规范、标识、图纸和工艺文件等)。
- 外来文件。
- 其他质量管理体系文件。

(3) 文件的编写与审批。

- 《质量保障手册》和质量管理体系程序文件由分管院长组织相关人员编写,由商定的规定人员审核。《质量保障手册》由分管院长批准,程序文件由分管院长或后勤管理处处长及保卫科科长批准。
- 质量计划由后勤管理处及保卫科组织有关部门编写,分管院长审批。
- 服务文件或技术文件由各部门编写,各部门科长负责审核,后勤管理处处长或保卫科科长及分管院长批准。
- 文件编写完毕(除图纸和工艺文件外),应附"文件审批表",编写人员填妥相应内容,报送分管院长、后勤管理处处长或保卫科科长审批。

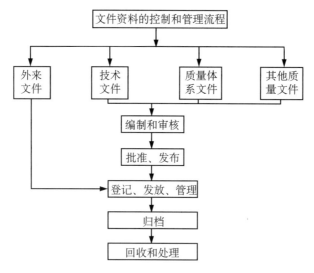

图 2-1　文件控制和管理流程

(4) 文件的编号。

受控文件应按《质量管理体系文件编号导则》(Q/LYHQ-033—2019)进行编号,由后勤管理处办公室统一归口编号。

(5) 文件的发放和回收。

- 文件发放前,后勤管理处办公室应编写文件发放号,盖上"正本"章,并定期编写相应管理文件有效目录。各部门编写的服务文件或技术文件应按相应规定编写发放号,盖上"受控文件"章。

- 文件发放部门建立《文件发放、回收台账》,按发放号控制并登记、签收。
- 各部门由专人负责将收到的文件在《文件发放、回收台账》中做好登记。
- 运行过程中发现的不适用文件,执行部门应及时报原审核者审核,原批准人批准,由原发放部门回收。
- 回收的文件应由原发放部门封存一份,加盖"作废"章,其余销毁。回收与销毁文件应经过审核并做好记录。
- 有效文件必须具有明确的标识,复印件不得作为有效文件使用。

(6) 文件的更改。

- 文件更改由原编写部门进行,原审批部门审批。
- 文件更改,由相应文件发放部门填写《文件更改通知单》,按《文件发放、回收台账》签收和登记,将留底的《文件更改通知单》与《文件发放、回收台账》一起归档。

(7) 文件的修订。

- 《质量保障手册》运行三年,由后勤管理处、保卫科办公室组织评审,需要修订时,由后勤管理处处长或保卫科科长审核,分管院长批准后修订。如后勤架构发生重大变化,可提前评审修订。修订文件的版次号按序编排。
- 管理文件在进行重大修改或运行三年后,由编制部门组织评审,需要时进行修订。在特殊情况下,经编制部门评审认为必须提前修订时,可提前修订。修订需经后勤管理处处长或保卫科科长审核,分管院长批准。
- 文件修订后的发放和回收按上述第(5)条"文件的发放和回收"的规定进行。

(8) 外来文件的管理

外来文件由后勤管理处办公室接收进行登记、批示、传阅、使用和归档,必要时,应将有关内容传达给相关职能部门。

5. 相关文件

《质量管理体系文件编写导则》(Q/LYHQ-033—2019)。

6. 记录

《文件审批表》(LYHQ-R09-001)。

《文件发放、回收台账》(LYHQ-R09-002)。

《质量管理体系文件目录》(LYHQ-R09-003)。

《文件更改通知单》(LYHQ-R09-004)。

《文件更改一览表》(LYHQ-R09-005)。

## 2.2　记录控制程序（Q/LYHQ-202—2019）

1. 目的

对记录进行有效的控制和管理,提供质量管理体系运行和服务产品符合质量要求的客观证据。

2. 范围

本程序适用于与质量管理体系运行有关的所有记录的控制。

3. 职责

（1）后勤管理处办公室负责质量管理体系运行记录归口管理。

（2）各部门负责对本部门相关班组记录的汇总和管理。

各部门下属的班组负责本班组工作的记录。

4. 工作程序

（1）记录的分类、格式和标识（表 2-1）。

### 表 2-1　分类记录表样式

| 记录分类 | | 记录的格式 | | | |
|---|---|---|---|---|---|
| | | 纸张幅面 | | 设计遵循原则 | |
| 产品或服务记录 | 质量体系运行记录 | A4 | | 市级以上劳动与社会保障部门（或其他专业部门）的规定记录按规定执行 | 设备制造商或供应商有建议格式的记录,可按六院后勤的记录标准格式参照设计 |
| | | A5 | | | |
| | | 幅面格式（竖向、横向） | | | |
| | | 左边距 | 25 mm | | |
| | | 右边距 | 10 mm | | |
| | | 上边距 | 10 mm | | |
| 记录的标识 | | | | | | | |
|---|---|---|---|---|---|---|---|
| 后勤管理处 | 保卫科 | 动力保障科 | 基建办公室 | 患者膳食科 | 物资保障科 | 外包服务机构管理科 | 外包服务机构 |
| LYHQ-R02-××× | LYHQ-R03-××× | LYHQ-R04-××× | LYHQ-R09-××× | LYHQ-R06-××× | LYHQ-R05-××× | LYHQ-R07-××× | LYHQ-R(10-26)××× |

注:记录应保持清晰、易于识别和检索。

(2) 记录的控制(图 2-1)。

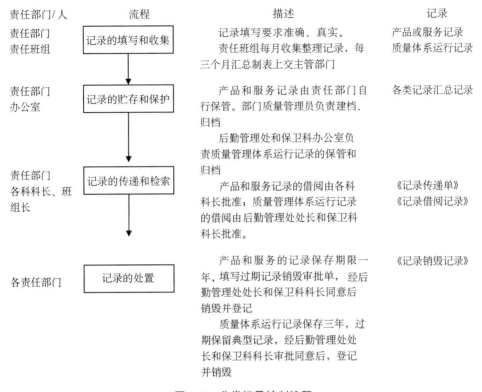

| 责任部门/人 | 流程 | 描述 | 记录 |
|---|---|---|---|
| 责任部门 责任班组 | 记录的填写和收集 | 记录填写要求准确、真实。 责任班组每月收集整理记录,每三个月汇总制表上交主管部门 | 产品或服务记录 质量体系运行记录 |
| 责任部门 办公室 | 记录的贮存和保护 | 产品和服务记录由责任部门自行保管。部门质量管理员负责建档、归档 后勤管理处和保卫科办公室负责质量管理体系运行记录的保管和归档 | 各类记录汇总记录 |
| 责任部门 各科科长、班组长 | 记录的传递和检索 | 产品和服务记录的借阅由各科科长批准;质量管理体系运行记录的借阅由后勤管理处处长和保卫科科长批准。 | 《记录传递单》 《记录借阅记录》 |
| 各责任部门 | 记录的处置 | 产品和服务的记录保存期限一年,填写过期记录销毁审批单,经后勤管理处处长和保卫科科长同意后销毁并登记 质量体系运行记录保存三年,过期保留典型记录,经后勤管理处处长和保卫科科长审批同意后,登记并销毁 | 《记录销毁记录》 |

图 2-2 分类记录控制流程

5. 相关文件

《文件控制程序》(Q/LYHQ-201—2019)。

《质量管理体系文件编号导则》(Q/LYHQ-033—2019)。

6. 记录

《记录目录》(LYHQ-R09-006)。

《记录传递单》(LYHQ-R09-007)。

《记录借阅记录》(LYHQ-R09-008)。

《记录销毁记录》(LYHQ-R09-009)。

## 2.3 管理评审程序(Q/LYHQ-203—2019)

1. 目的

定期对六院后勤的质量管理体系进行评审,确保质量管理体系的适宜性、充分性和有效性,满足医院、职工、患者的期望和要求。

2. 范围

本程序适用于六院后勤的管理评审。

3. 职责(表2-2)

表 2-2　职责分类表

| 管理评审的输入 | 责任部门/人 | 职责 | 管理评审的输出 |
|---|---|---|---|
| 1. 审核结果。<br>2. 顾客反馈。<br>3. 过程的业绩和产品及服务的符合性。<br>4. 预防和纠正措施的状况。<br>5. 以往管理评审的跟踪措施。<br>6. 可能影响质量管理体系的变更。<br>7. 改进的建议 | 各部门 | 1. 提供评审资料。<br>2. 实施评审所提出的纠正、预防和持续改进等措施 | 1. 质量管理体系及其过程有效性的改进。<br>2. 与顾客要求有关产品和服务的改进。<br>3. 资源需求 |
|  | 各科科长<br>外包服务机构<br>负责人 | 准备和收集管理评审所需要的资料 |  |
|  | 后勤管理处<br>保卫科 | 1. 向分管副院长报告质量管理体系运行情况。<br>2. 制订管理评审计划。<br>3. 负责管理评审实施计划的落实及组织协调工作。<br>4. 评审结论整改的跟踪检查和报告工作 |  |
|  | 分管副院长 | 批准管理评审计划和管理评审报告 |  |

4. 工作程序

(1) 管理评审一般在每年第四季度进行一次,当发生下列情况时,即时进行管理评审:

· 六院后勤的质量方针和目标的实现受到阻碍。

· 市场需求发生突变。

· 六院后勤内部组织结构进行了重大调整。

· 顾客投诉连续增多。

（2）工作流程（表 2-3）。

表 2-3 工作流程表

| 责任部门/人 | 流程 | 描述 | 记录 |
|---|---|---|---|
| 后勤管理处<br>保卫科 | | 计划内容：评审目的、参加人员及部门、评审内容、准备工作要求、时间及地点等 | |
| 外包服务机构管理科<br>各外包服务机构负责人 | | 各责任部门负责提供评审所需资料，社会机构管理科负责收集 | |
| 后勤管理处处长<br>保卫科科长 | 制订管理评审计划<br>↓<br>管理评审准备工作<br>↓<br>管理评审实施 | 由分管院长组织后勤管理处、保卫科主持管理评审；后勤管理处办公室负责评审记录和评审资料的保管；后勤管理处处长和保卫科科长负责编写管理评审报告 | 《管理评审记录》<br>《管理评审报告》<br>《不合格服务纠正措施表》 |
| 各科科长 | 根据管理评审输出不合格项制订整改措施<br>↓<br>实施整改措施 | 管理评审的输出项作为项目管理，各责任部门应按《项目管理实施规定》制订整改措施。对发现的潜在问题实施预防措施 | 《不合格服务纠正措施表》<br>《预防措施表》 |
| 外包服务机构管理科<br>各外包服务机构负责人 | 验证（不合格/合格） | 各责任部门按制订的整改措施对管理评审的输出项进行整改 | 《不合格服务纠正措施表》<br>《预防措施表》 |
| 后勤管理处处长<br>保卫科科长 | 归档 | 后勤管理处处长和保卫科科长负责对管理评审的输出项的整改工作进行验证 | 《不合格服务纠正措施表》<br>《预防措施表》 |
| 后勤管理处<br>保卫科 | | 后勤管理处处长和保卫科科长对达到预期目标的纠正和预防措施记录在案，如需纳入技术或管理文件的，按《文件控制程序》的规定进行文件更改和补充 | 《不合格服务纠正措施表》<br>《预防措施表》 |

5．相关文件

《文件控制程序》（Q/LYHQ-201—2019）。

6．记录

《管理评审记录》（LYHQ-R05-001）。

《管理评审报告》（LYHQ-R05-002）。

《不合格服务纠正措施表》（LYHQ-R09-013）。

《预防措施表》（LYHQ-R09-014）。

## 2.4　信息沟通控制程序(Q/LYHQ-204—2019)

1. 目的

在组织内部及在组织与顾客间建立适当的沟通过程,确保对质量管理体系的有效性及实施与顾客沟通的有效安排。

2. 范围

本程序适用于组织内部的沟通过程及组织与顾客间沟通过程的控制。

3. 职责

(1)最高管理层确保建立适当的沟通过程。

(2)后勤管理处和保卫科办公室负责内部沟通过程与外部沟通过程的接口,并负责执行最高管理层的指令。

(3)各部门及下属班组负责内部沟通中的相关接口。

(4)各级质量管理员负责同级信息沟通的实施与记录。

(5)沟通流程(图2-3)。

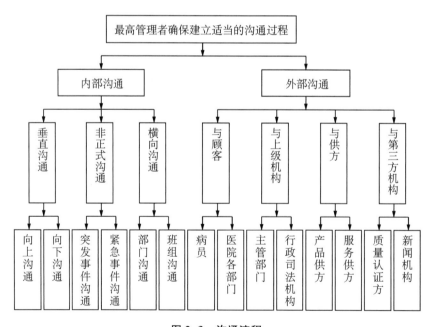

图2-3　沟通流程

（6）沟通渠道（表2-4）。

**表2-4　沟通渠道**

| 沟通形式 | 责任部门 | 沟通渠道 | 沟通频次 | 记录 |
|---|---|---|---|---|
| 向上沟通 | 责任部门 | 部门会议 | 1次/月 | 《会议记录》 |
| 向下沟通 | 责任部门 | 部门会议 | 1次/月 | 《会议记录》 |
| 突发事件沟通 | 责任部门 | 紧急沟通 | | |
| 紧急事件沟通 | 责任部门 | 紧急沟通 | | |
| 部门沟通 | 责任部门 | 工作例会 | 1次/周 | 《会议记录》 |
| 班组沟通 | 责任部门 | 工作例会 | 1次/周 | 《会议记录》 |
| 患者沟通 | 办公室 | 抽样调查 | 1次/季 | 《顾客满意度调查表》 |
| 医院各部门沟通 | 办公室 | 日常联络<br>抽样调查 | 1次/季 | 《顾客满意度调查表》 |
| 主管部门沟通 | 办公室 | 督导会议 | 1次/季 | 《会议记录》 |
| 行政司法机构沟通 | 处长、科长 | 临时沟通 | | |
| 产品供方沟通 | 物资保障科 | 产品供方考核 | 首次评价<br>月度评价<br>年度评价 | 《供应商评审表》<br>《供应商月度质量反馈表》<br>《供方（供应商）再评价表》 |
| 服务供方沟通 | 办公室 | 服务供方考核 | 1次/月 | |
| 质量认证方沟通 | 办公室 | 质量认证 | 1次/半年 | 《质量认证报告》 |
| 新闻机构沟通 | 处长、科长 | 随时沟通 | | 《信息沟通记录》 |

4．相关文件

《与顾客有关的过程控制程序》（Q/LYHQ-226—2019）。

《顾客满意度调查程序》（Q/LYHQ-231—2019）。

《数据分析控制程序》（Q/LYHQ-235—2019）。

5．记录

《信息沟通记录》（LYHQ-R09-012）。

## 2.5　基础设施管理控制程序（Q/LYHQ-205—2019）

1．目的

确保基础设施的安全有效运行，为医院安全正常运行提供保障。

2．范围

本程序适用于六院后勤及各外包服务机构在提供服务中所必须的基础设施使用、维护,包括建筑、设备的控制。

3. 职责

(1) 后勤管理处和保卫科负责对基础设施进行全面管理,根据实际需要进行配置,并对其登记造册。

(2) 各部门负责制订设施设备的管理、使用、维修保养制度和维护计划。

(3) 设备管理人员应建立部门设备档案,监督设备运行。

4. 工作程序

1) 基础设施的分类及管理(表 2-5)。

表 2-5　基础设施分类管理表

| 责任部门 | 基础设施 | 管理文件 |
| --- | --- | --- |
| 保卫科 | 防火和灭火设备<br>火情监控设备<br>通信设备 | 《消防控制程序》<br>《设备运行控制程序》 |
| 动力保障科 | 锅炉及辅助设备<br>空调设备<br>电气设备<br>维修设备和工具<br>供水,供气、供氧设备 | 《设备运行控制程序》 |
| 物资保障科 | 通信设备<br>运输工具<br>贮存设备<br>计算机 | 《设备运行控制程序》<br>电梯服务的有关要求 |
| 动力保障科 | 炊事设备<br>通风设备及食品加工设备 | 《设备运行控制程序》 |
| 物资保障科 | 仓储设施 | 《设备运行控制程序》 |
| 动力保障科 | 清洁工具<br>必要的安全设施 | 《设备运行控制程序》 |

2) 基础设施的更新

(1) 部门提出的基础设施更新建议经医院确认后,由外包服务机构负责人以书面形式报医院后勤管理处和保卫科,经认可后由医院提供。

(2) 部门提出工具更新要求经外包服务机构负责人确认后,由分管部门审核通过,医院负责提供。

(3) 基础设施的报废。

• 基础设施的报废依据:①基础设施的实际状况;②基础设施的折旧年限。

• 基础设施的报废程序:①基础设施已到报废年限的,经外包服务机构负责人确认后,报医院后勤管理处和保卫科,经认可后由医院提供;②基础设施未到报废年限的,由使用部门填写好造成提前报废的原因,报医院后勤管理处和保卫科,按医院固定资产管理规定赔付。

3) 基础设施的记录

(1) 按照《设备运行控制程序》(Q/LYHQ-009—2019)执行的使用和维护的基础设施由分管部门按程序文件进行记录和保管。

(2) 房屋设备的维护记录由后勤管理处动力保障科保存。

(3) 后勤管理处和保卫科根据各部门在服务提供过程中所需的范围建立设施设备总库档案,部门建立分库档案。

- 后勤管理处和保卫科每半年根据基础设施的变动情况提供总库的修改依据。
- 后勤管理处办公室负责日常管理,各部门有质量管理员负责管理。
- 各部门定期向分管院长书面报告情况。

5. 相关文件

《消防控制程序》(Q/LYHQ-016—2019)。

《设备运行控制程序》(Q/LYHQ-009—2019)。

《电梯服务控制程序》(Q/LYHQ-012—2019)。

6. 记录

《配电房运行记录》(LYHQ-R20-001)。

《蒸汽锅炉运行日报表》(LYHQ-R20-002)。

《溴化锂机组运行记录》(LYHQ-R20-003)。

《冷水机组运行记录》(LYHQ-R20-004)。

## 2.6　工作环境控制程序(Q/LYHQ-206—2019)

1. 目的

对产品实行和服务提供的工作场所进行控制,确保达到产品或服务符合要求所需的工作环境。

2. 范围

本程序适用于产品实现和服务提供过程中的所有工作场所。

3. 职责

(1) 后勤管理处和保卫科对部门提出的改善环境的意见进行审核、确认,根据实际需要进行实施改进。

(2) 各部门负责对工作场所和环境的影响因素进行识别,并提出改进建议。

4. 工作程序(表2-6)

表2-6　工作程序表

| 部门 | 环境因素对工作的影响 | | 应对措施 | |
|---|---|---|---|---|
| | 室外工作环境 | 室内工作环境 | 室外工作环境 | 室内工作环境 |
| 后勤管理处 | 绿化组的绿化养护和农药喷洒过程 | 洗衣房夏季的工作区域、室温偏高的洗衣过程 | 1. 按照季节的变化合理调整工作时间,尽可能避免高温和严寒;<br>2. 在上风口喷洒农药,并采取措施引导下风口行人避让;<br>3. 配备必要的劳防用品,气温较高时应提供必要的休息场所;<br>4. 维修保障部除必要的抢修工作外,一般的室外维修工作管理人员应根据环境的变化进行灵活调整 | 1. 应确保高温区域通风和降温设备的有效运行;<br>2. 在工作间隙提供良好的休息环境;<br>3. 应确保通风设备始终能有效运行;<br>4. 职工餐厅和患者餐厅应确保烹调过程中所使用的通风设施的完好;厨房地板应定期刷洗;<br>5. 维修保障部应对长期产生噪声、粉尘的场所进行识别,确保隔音防尘措施的有效性;<br>6. 对晚间工作场所或白天照明条件较差的工作场所进行识别,并提供必要的照明条件 |
| | | 污水处理、氯气泄漏 | | |
| 保卫科 | 门卫及机动车辆疏导工作 | | | |
| 外包服务机构管理科 | 环卫组的外环境保洁作业过程 | | | |
| 动力保障科 | 部分室外维修任务 | 设备机房的设备长时间运行中产生噪声、锅炉房的灰尘对操作人员的影响,维修人员在对各种危险场所进行检查时 | | |
| 患者膳食科 | | 设备操作和维修过程中基本的照明 | | |
| | | 患者餐厅和职工餐厅的烹饪过程 | | |
| | | 厨房间场地附着油腻后过滑 | | |

5. 室内工作环境的管理审批

各班组和部门对可能会对工作产生影响的因素进行识别,发现存在问题的设施,及时进行维修或报废;没有相应设施的应通过以下途径解决:

(1) 班组向部门提出申请,经部门确认后提交后勤管理处和保卫科。

(2) 后勤管理处和保卫科对所提交的申请组织有关人员进行评审。

(3) 通过评审的,由后勤管理处和保卫科负责解决。

6. 相关文件

《基础设施管理程序》(Q/LYHQ-005—2019)。

《污水处理控制程序》(Q/LYHQ-011—2019)。

《绿化养护控制程序》(Q/LYHQ-018—2019)。

《室内外保洁控制程序》(Q/LYHQ-019—2019)。

7. 记录

《污水处理设备运行记录》(LYHQ-R30-001)。

《环境卫生检验记录》(LYHQ-R30-002)。

## 2.7　服务质量策划程序(Q/LYHQ-207—2019)

1. 目的

对服务质量进行策划,确保服务质量形成全过程处于受控状态。

2. 范围

本程序适用于特定的服务项目和合同的质量计划的编制、实施及控制。

3. 职责

(1) 后勤管理处办公室负责按《质量保障手册》和程序文件和有关合同的质量要求制订质量计划任务书。

(2) 各部门负责人应组织必要的实施条件,按质量计划要求组织落实。

4. 工作程序

1) 质量计划编制的依据

(1) 合同要求和市场环境的变化。

(2) 六院后勤质量目标。

(3) 部门分解质量目标。

2) 实现质量目标的资源

(1) 人力资源按《人力资源控制程序》的规定执行。

(2) 物力资源按《基础设施管理程序》(Q/LYHQ-005—2019)和《工作环境控制程序》(Q/LYHQ-206—2019)的规定执行。

(3) 实现质量目标所需的时间和措施,按《质量目标管理程序》的规定执行。

3) 质量计划编制的要求

(1) 科学性和先进性:符合实际的,经过努力能够完成的。

(2) 民主性和群众性:集中群众的智慧。

(3) 严肃性和灵活性:计划不能随意更改,若需更改或调整,须按规定程序进行。

4) 质量计划的评审和下达

(1) 质量计划由分管院长组织实施部门进行评审。

（2）质量计划经分管院长批准后交付各部门实施。

5）质量计划的修改

（1）因质量要求或市场环境变化，可对质量计划进行修改。

（2）部门在实施过程中发现问题，应以书面形式向后勤管理处和保卫科提出计划修改建议。

（3）根据质量计划修改建议，有关部门负责进行修改。

（4）分管院长决定是否需要对修改后的质量计划进行再评审。

（5）质量计划的再评审和下达按上述第4）点执行。

6）质量计划实施的控制

（1）各部门应按上述第1）点的要求执行。

（2）各部门负责对计划实施过程进行检查控制。

（3）后勤管理处办公室负责对计划实施情况分阶段进行检查和验收。

（4）分管院长负责对实施结果的总体进行验收和评估。

（5）后勤管理处和保卫科负责对质量计划任务书、质量计划及验收和评估报告进行妥善保存。

5．记录

《质量计划编制任务书》（LYHQ-R09-013）。

《质量计划修改通知书》（LYHQ-R09-014）。

## 2.8　动力设施管理程序（Q/LYHQ-208—2019）

1．目的

确保医院的动力设施进行规范管理，满足医院医疗服务过程规定的要求。

2．范围

适用于医院整体的动力设施，包括消防设施、锅炉、供配电等动力设施的规划、配置、使用、维护和安全全过程的管理。

3．职责

（1）后勤管理处动力保障科负责医院动力设施的归口管理，负责动力设施的规划、配置、使用、安全、日常保养及定期维护、维修及第三方维修监管和检查。

（2）各相关部门按照规定的要求使用和保养。

4．管理程序

1）动力设施的规划管理

（1）后勤管理处按照医院的总体规划要求、医疗服务的特点、国家相关建设规范及技术标准,制订年度动力设施维护、改造计划。

(2)后勤管理处本着整体规划的原则,以集思广益、充分论证为基础,征集各方意见后,经分管院长审批后组织实施。

2)动力设施的配置与改造

(1)后勤管理处动力保障科根据实际工作的设施设备需要、医院五年发展规划、国家相关建设标准或规范提出申请,单机设备填写《设施更新、改造、大修理申请表》(LYHQ-R20-017),进行可行性论证后立项,报送处长、分管院长、预算委员会和党政联席会议批准后,实施采购、改造、大修理。

(2)后勤管理处动力保障科有责任按《采购管理程序》《基建和工程项目管理制度》组织招投标或实施采购、确定服务合同。必须严格执行医院的请购审批手续,应严格按先论证比较、经核准后再行采购的程序执行。其中材料及配件等的采购经物资保障部审批后交采购员实施,设备、设施、主要部件及特种设备的购置应在周密考虑、充分掌握市场设备信息、性能价格询比的基础上,提出最合理的购置方案给分管院长审核同意后执行。

(3)后勤管理处分管处长应组织或聘请第三方机构监督采购、安装调试、试运行、维修和验收等全过程事项,安装调试完成或工程竣工后由后勤管理处分管处长组织验收小组或邀请第三方完成验收,并落实责任人负责技术资料图纸文件等的归档。

(4)设施、设备或材料、配件经供方交付后,由仓库保管员会同相关专业技术人员或保障部委派的专人进行验收、验证。后勤管理处分管处长有责任委派专人负责监督管理设备、设施的检验、安装、调试,经试用、查验合格后,由后勤管理处分管处长委派的专人完成《动力设施更新、改造、大修理竣工验收单》,经动力保障科负责人审核同意后办理验收或竣工,并由后勤管理处分管处长及仓库保管员根据《库房管理制度》办理固定资产验收、入库、入账手续。

3)动力设施、设备的使用

(1)后勤管理处和保卫科制订消防设施、锅炉、供配电等动力设施的操作规程、使用制度、岗位规范、维修保养规范和安全管理规范等,使用部门应按照规范的规定使用。

(2)后勤管理处动力保障科安排具有资质和相应技能的人员实施规范运行作业和日常运行维护,大型设备和特种设备应持证上岗。运行作业应按设施、设备操作说明书和国家相关规范要求,确保医院的动力设施整体正常、安全运行。

(3)动力设施场所应有醒目标识。为便于使用和管理,要求在每个设施和重要设备的显著位置标识功能和设备名称,以确保动力设施安全、人员财物安全。

(4)设施、设备采取可视化管理,重要部位、重点环节应实时监控;实行责任制,主管部门订立管理标准和考评标准。

4)动力设施、设备维护和保养

(1)后勤管理处动力保障科按照动力设施的特性和要求,制订维护保养计划,规定维护和保养的周期和要求,经保障部负责人批准后组织实施。

(2)后勤管理处动力保障科对重要的设施、设备维护保养工作,应安排具有相应资质和能力的人员,或委托具有相关资质的机构实施,并保存维护、保养记录,以符合法律法规的规定。

(3)后勤管理处动力保障科组织相关使用部门和安全管理部门对维护、保养的设施、设备进行验收和确认,保存验收和确认记录,以确保维护、保养的结果达到使用要求和安全要求。

(4)后勤管理处动力保障科负责动力设施的维修和维修质量验证。动力设施发生故障、或出现隐患苗子时、或巡检中发现问题的,专业分管人员有责任立刻报告分管负责人和(或)保障部负责人予以应急性维修处理,保障部负责组织自行维修或委托维保服务单位维修,后勤管理处动力保障科应承担维修验证、验收的责任。

5)动力设施、设备的检定

(1)后勤管理处动力保障科按照法律法规的规定、相关建设标准和技术规范、医院使用运行的要求,对消防设施、锅炉、供配电等动力设施制订安全使用措施、安全检测检定计划、常规维护保养计划,经科长审批后,自行实施或委托具有相关资质的专业单位实施,该相关资质需满足国家法律、法规、技术标准和技术指南的规定。

(2)后勤管理处动力保障科负责保存设施设备的安全检测、检定记录和安全使用记录,确保未经检定或检定不合格的设施设备不得使用。

6)动力设施设备调拨和报废

(1)所有动力设施、设备安全使用、管理实行岗位责任制,责任由岗位专人承担,后勤管理处动力保障科须确保不因人员的调动而影响设施、设备的安全使用和管理。

(2)动力设施、设备无论其状态是在用还是闲置,后勤管理处动力保障科均有责任确保其安全状态,闲置设施、设备的安全管理责任不容忽视,并可视工作需要进行调拨、调整使用功能(符合国家相关技术标准的范围内)等,以提高设备利用率。

(3)对于无法修复或已到使用期限的设施、设备,后勤管理处动力保障科经相关技术鉴定后,提出报废申请,经后勤管理处审核报分管院长批准后,进行报废处置。

(4)对未到报废期限但不再使用的设施设备,由后勤管理处动力保障科根据实际情况,按《固定资产管理办法》执行。

7)动力设施、设备的档案管理

(1)后勤管理处动力保障科负责建立动力设施、设备管理台账,特种设备及重要设备应建立《设备登记卡》(LYHQ-R20-019)。根据设备变动情况及时更新台账资料,做到账、卡、物一致。

(2)设施、设备的资料档案要求伴随其使用、维护、保养的全过程。设施、设备在竣工验收后将各种原始文件、图纸、说明等资料及时归档以备查用。

（3）每年年底由后勤管理处动力保障科与各部门进行盘点、核对和检查。

5．记录

《设施更新、改造、大修理申请表》(LYHQ-R20-017)。

《建设、改建项目验收单》(LYHQ-R20-018)。

《设备登记卡》(LYHQ-R20-019)。

## 2.9　动力设施运行控制程序(Q/LYHQ-209—2019)

1．目的

对医院设施、设备运行进行控制,确保全院水电气设备正常运行。

2．范围

本程序适用于后勤服务设备设施运行的控制。

3．职责

（1）后勤管理处各相关班组分别负责各自设备运行操作、维护和日常保养。

（2）后勤管理处电梯组、驾驶班负责电梯、汽车的运行、维修、保养。

（3）各相关部门负责本部门设备运行的检查、监督。

4．工作程序

（1）设备运行控制范围。

• 锅炉房设备。

• 机房设备。

• 配电房设备。

（2）各部门设备的操作人员应进行培训,持有效证件上岗。

（3）各部门设备操作运行应按相应的作业指导书操作。

（4）配电房设备操作控制。

• 对配电房在高压、低压配电柜的电流表读数及功率因数表每间隔 4 小时抄表一次,并观察设备运行情况。

• 抄表记录每月进行统计分析。

• 配电房的各项设备操作严格按能源部发布的《电业安全工作规程(发电厂和变电所电气部分)》(DL408-91)实施。

（5）设备机房设备运行控制。

• 设备机房操作人员对冷热水、交换器、蒸汽、氧气、制冷机、压缩空气和真空吸引等机组每间隔 2 小时巡视一次并做好记录。

• 设备机房的各设备操作按相应的作业指导书操作。

(6) 锅炉房设备运行控制。

• 对锅炉房内的进水泵、鼓引风机、水处理设备等做到每 2 小时巡视一次并做好记录。

• 锅炉房的各设备操作按相应的作业指导书操作。

(7) 其他部门运转设备的运行控制。

• 各班组按《设备保养计划》定期做好运转设备的维护和日常保养。

• 发现问题及时向本部门部长汇报,并与维修保障部维修组取得联系。

• 动力保障科每月对本部门运行设备做检查和完好率的统计。

• 各部门对各自设备运行中形成的各种记录进行归口管理。

• 每年年底各部门制订下年度的《设备保养计划》上报后勤管理处,批准后实施。

5. 记录

《配电房运行记录》(LYHQ-R20-001)。

《蒸汽锅炉运行日报表》(LYHQ-R20-002)。

《冷水机组运行记录》(LYHQ-R20-004)。

《生活用水运行记录》(LYHQ-R20-005)。

《医用气体运行记录》(LYHQ-R20-006)。

《夏季空调运行电流记录》(LYHQ-R20-007)。

《夏季空调、冷却水运行记录》(LYHQ-R20-008)。

《冬季空调、水汀运行记录》(LYHQ-R20-009)。

《空调循环水泵电流记录》(LYHQ-R20-010)。

## 2.10 水电维修服务控制程序(Q/LYHQ-210—2019)

1. 目的

对医院水电设备维修进行控制,确保对全院水、电、气正常的供应。

2. 范围

本程序适用于对医院水电设备维修的控制。

3. 职责

(1)后勤管理处动力保障科外包单位负责水电设备的维修、保养。

(2)后勤管理处动力保障科外包单位负责接修。

(3)后勤管理处物资保障科负责提供维修所需的配件材料。

(4)后勤管理处动力保障科外包单位负责水电设备维修的管理、检查和监督。

4. 工作程序

（1）维修范围。

- 全院水电设备、冷热水管道、蒸汽管道和低压配电柜维修由维修组负责。
- 配电房的高压进户设备检修委托地区供电所负责。

（2）维修。

- 维修人员应持有效证件上岗。
- 维修人员严格按维修组长的安排执行维修任务。
- 各报修部门将《报修单》（LYHQ-R20-012）填好交给接修组或电话通知接修组，接修人员需做好电话记录。
- 后勤管理处动力保障科外包单位组凭接修组送达的《报修单》（LYHQ-R20-012）上的报修项目由班长安排人员维修。
- 维修完工，由报修部门负责人验收认可并在《报修单》（LYHQ-R20-012）上签名。
- 急修员接到急修任务在最短时间到达现场排除故障。
- 维修班安排专人巡视重要部门的水、电、气和其他设施、设备，发现隐患及时报班组长安排修理。
- 编号设备修理结束后，应报质量检验员检验，检验合格并在《设施、设备维修记录》（LYHQ-R20-011）上做好相应记录，才可报完工。
- 维修结束后，应及时清洁工作现场。

（3）水泵、电动机组等大型设备的维修应确保 6 个月的维修质量。

（4）如需停水、停电、停蒸汽维修，由维修组长负责事先书面向后勤管理处报告，经批准后组织实施。

（5）配电房停电检修的工作，按能源部发布的《电业安全工作规程（发电厂和变电所电气部分）》（DL408-91）填写工作票，由配电房人员实施停电工作。

5. 相关文件

《接修物品控制程序》（Q/LYHQ-214—2019）。

《维修质量检验程序》（Q/LYHQ-013—2019）。

6. 记录

《设施、设备维修记录》（LYHQ-R20-011）。

# 2.11　污水处理控制程序（Q/LYHQ-211—2019）

1. 目的

对医院污水处理进行控制，确保医院污水符合排放标准。

2. 范围

本程序适用于对医院污水处理的控制。

3. 职责

（1）后勤管理处动力保障科污水处理站负责医院污水处理和管理。

（2）后勤管理处动力保障科负责对医院污水处理工作的检查和监督。

4. 工作程序

1）接班准备工作

（1）检查液氯、机械运行、水位高低是否正常。

（2）检查防毒面具是否完好。

（3）检查接班时液氯的存量。

2）运行操作

（1）每天 2 次对排放的水质进行测试并做好记录。

（2）根据《医院污水排放标准》（GBJ 48-83）要求进行加氯处理，符合污水排放指标，余氯量控制在 6～7 mg/L。

（3）每 2 小时巡视加氯情况并做好记录。

（4）设备发生故障应及时通知班组长组织修理。

（5）发现液氯泄漏，应戴好防毒面具，穿戴耐酸碱防护用具，立即关闭氯气瓶上的阀门，把氯气瓶上的螺母拧紧；如果拧不紧还在漏气，则应立即将氯气瓶抛入水槽中。

（6）根据季节地下水位及排污量，启用水泵调节排放量，确保医院排污畅通。

3）交班准备工作

记录本班污水处理设备运行情况，做好交班记录。

4）检查和考核

动力保障科每月 1～2 次不定期对污水处理进行检查和监督，发现问题，立即指正，对于常见的问题要采取措施监督整改，并对此类问题重点检查，确保此类问题在短期内解决，并做好记录。

5. 相关文件

《医院污水排放标准》（GBJ 48-83）。

《服务提供的控制程序》（Q/LYHQ-026—2019）。

6. 记录

《污水处理设备运行记录》（LYHQ-R30-001）。

## 2.12 电梯服务控制程序(Q/LYHQ-212—2019)

1. 目的

对电梯服务进行控制,确保电梯正常运行。

2. 范围

本程序适用于电梯服务的控制。

3. 职责

(1) 后勤管理处物资保障科电梯操作班负责电梯服务的实施。

(2) 后勤管理处物资保障科负责电梯服务的检查和管理。

4. 工作程序

1) 操作

(1) 电梯操作员应持证上岗,应仪表端庄、站立服务、着装整洁、挂牌服务。

(2) 每天运载乘客前,试运行一次,确保电梯正常运行。

(3) 除电梯满载或其他特殊情况,电梯不能放站运行。

(4) 每天清扫、揩拭一次,保持电梯内外清洁。

(5) 做好每天的运行记录。

2) 安全

(1) 电梯操作员应按电梯操作规则操作,不得违章操作。

(2) 电梯必须额定载量运行,严禁超载。

(3) 电梯运行时发生异常情况,电梯操作员应立即停止运行,通知维修人员,同时做好安抚工作。

3) 规范服务

(1) 每天 6:00—20:00,电梯操作员站立服务,电梯到基站层走出电梯。

(2) 报站首句实行普通话报站,其后视乘客需求使用普通话或方言,规范报站语言和文明用语(请、走好、对不起)。

(3) 礼貌服务,热情服务,主动照顾行动不便的患者进出电梯。

4) 检查和考核

(1) 电梯操作组组长负责对电梯操作员的工作检查、考核,每天抽查,发现问题立即解决。

(2) 后勤管理处物资保障科对电梯操作组不定期抽查,发现问题立即指正,对于常见的问题,应采取措施监督整改,并对此类问题重点检查,确保此类问题在短期内解决,并做好记录。

5. 相关文件

《服务提供的控制程序》(Q/LYHQ-225—2019)。

6. 记录

《电梯运行服务记录》(LYHQ-R30-004)。

## 2.13　维修质量检验控制程序(Q/LYHQ-213—2019)

1. 目的

对全院维修项目质量进行检查,确保满足顾客要求。

2. 范围

本程序适用于维修保障部维修质量的控制。

3. 职责

(1) 后勤管理处负责本程序的归口管理。

(2) 质量检验员负责对编号设备维修项目的质量检验。

4. 工作程序

1) 维修质量检验范围

(1) 维修人员对编号设备的维修结束后需要报验。

(2) 对维修人员已报验项目,质量检验员应在 24 小时内进行检验并登记在《维修质量检验记录》上。

2) 维修质量要求

(1) 电气设备检验参照上海市工程建设规范《低压用户电气装置规定》(DGJ 08-100—2003)。

(2) 配电房低压设备维修保养按能源部发布的《电业安全工作规程》(DL 408-91)要求,高压设备由地区供电所负责维修。

(3) 冷热水管道、蒸汽管道及各种阀门、机械泵修理,按维修保障部编制的《设备保养标准》执行。

3) 维修质量的检验

(1) 质量检验员要熟悉各被检项目,掌握其质量要求。

(2) 质量检验员按上述第 2)点相应要求对被检验的项目进行检验并做好记录。

4) 检验不合格控制

(1) 对维修和保养不符要求的项目,检验员应及时通知班组长,组织返修。

(2) 检验员对整改后的维修项目应有相应的记录。

5. 相关文件

《水电维修服务控制程序》(Q/LYHQ-210—2019)。

上海市《低压用户电气装置规程》(DGJ 08100—2003)。

《电业安全工作规程》(GB 26164.1—2010)。

## 2.14　接修物品控制程序(Q/LYHQ-214—2019)

1. 目的

对医院各部门送交维修的物品进行控制,以确保接修物品检修完好后移交送修部门。

2. 范围

本程序适用于医院各部门送交维修物品的控制。

3. 职责

(1) 后勤管理处动力保障科维修保障部维修班负责接修物品的归口管理和维修。

(2) 后勤管理处动力保障科综合服务部接修组负责物品的接修。

(3) 后勤管理处动力保障科负责对接修物品工作的检查和监督。

4. 工作程序

(1) 送交检修的物品由接修组接修员负责接收、验证、登记,并出具《接修单》(LYHQ-R20-013)交送修人留存。

(2) 接修员对接收的修理物品进行登记,每天2次集中送维修班。

(3) 维修班班长将送达的修理物品分配给组员;对处在保修期内的修理物品由班长负责通知保修单位修理。

(4) 接修物品修理完工,经班长确认后通知送修部门来取,并由送修人在《报修单》(LYHQ-R20-012)上签名确认。

(5) 修理后的物品3天内如发现有修理质量问题,及时通知修理人整改。

(6)《报修单》(LYHQ-R20-012)由维修班班长留存,每月经数据汇总后集中交后勤管理处办公室。

(7) 后勤管理处动力保障科每月不定期负责对物品接修工作进行检查监督。

5. 相关文件

《水电维修服务控制程序》(Q/LYHQ-010—2019)。

《维修质量检验程序》(Q/LYHQ-013—2019)。

6. 记录

《报修单》(LYHQ-R20-012)。

《接修单》(LYHQ-R20-013)。

## 2.15　安全管理程序(Q/LYHQ-215—2019)

1. 目的

加强本院安全监督管理,防止和减少安全事故发生,确保医院环境的人员和财产安全。

2. 范围

适用于本院全部场所,设施、设备和医疗服务全过程的安全管理。

3. 职责

(1) 保卫科负责医院内安全管理及监督、检查、考核工作。

(2) 各部门负责执行安全相关的规章制度和操作规程。

4. 管理程序

(1) 保卫科根据医院的特点,组织各部门识别安全管理重点部位,确定安全管理的要求。

(2) 全院安全管理重点区域包括:液体氧气站、配电房、地下泵房、设备层、锅炉房、污水处理站、化学品存放处、影像科、同位素室、病房及手术室等。全院安全管理重要风险包括:火灾、突发停电、停水、停燃气和停氧。

(3) 医院设施的安全管理。

• 保卫科根据医院的特点,规定医院各场所扶梯、阳台应设置适宜的栏杆、扶手,防止攀爬和摔倒。各部门在设施改造或使用临时场所时,应按照安全规范的要求审批后,方可使用。

• 保卫科每天检查栏杆、扶手等设施,确保栏杆、扶手等设施的完好、可靠。

(4) 安全用电管理。

• 动力保障科负责制订安全用电管理规定,各部门、各场所执行安全用电的规定要求。

• 动力保障科负责保障各场所、各部门的电气设施安全可靠,公共场所的用电设备要有良好的接地保护和漏电保护措施,防止发生触电事故。

• 各部门、场所,包括住院病区不得擅自接装电器,如有需要,使用部门应提出申请,得到动力保障科批准并由保障部负责安装。

• 各部门、场所使用的电器设备必须经过安全认证,经动力保障科确认后方可投入使用。

• 电器操作和使用人员应按照安全规定操作和使用,不得擅自拆装和修理,如需修理,应由动力保障科委派专人或购买具有相关资质的维修服务执行。

• 保卫科负责定期对安全用电检查,确保安全用电的措施和规定得到落实。

(5) 防火管理。

• 保卫科按照法律法规和全院的防火要求,制订防火管理规定,防止全院火灾的发生。

各部门必须落实和执行防火管理的措施和要求。

- 医院区域内全面禁止吸烟,防火重点部位,如配电房、液体氧气站、化学品存放处、地下泵房、设备层和锅炉房等要做好标识,并对其进行重点监控,防止意外火灾的发生。
- 医院区域内如有基本建设和设备修理等需要进行动火作业时,应向保卫科提出申请,经批准后,方可动火,保卫科负责指定监护人进行监控。
- 动力保障科负责对各部门和该场所的供电和用电设施设备定期检查,防止过载、线路和设备老化引发电气火灾。
- 保卫科负责对各场所配置适当的消防器材、逃生标识、应急照明灯,并定期检查其有效性。确保在紧急情况发生时,能有效使用。
- 保卫科负责将防火管理的规定以各种形式进行宣传和教育,确保所有进入院内的人员知晓。
- 保卫科负责对院内防火管理进行监控和巡回检查,确保防火措施得到落实。

(6)道路安全管理。

- 保卫科负责根据院内整体规划和实际需要,规定院内的道路和车辆行车安全的要求,主干道应确保有行人专用通道,确保主干道人车分流,应对道路规划进行通告并做好标识,所有进入院内的车辆和人员应按照规定执行。
- 保卫科负责规定院内道路的限制车辆行车速度,必要时加设路障,防止发生意外交通事故。
- 保卫科负责院内的车辆行车路线的制订及停车规定,做好道路划线、交通标志和禁止鸣号,确保院内停车有序,道路通畅。
- 保卫科负责对院内的道路交通状况的监控,必要时安排人员巡逻检查、疏导,确保医院的就医环境符合规定的要求。

(7)安全秩序管理。

- 保卫科负责医院就医秩序的管理,负责维持良好的就医秩序,确保医疗服务工作有序和安全。
- 保卫科负责维持好公共秩序,及时疏导非就医人员和闲散人员,防止发生拥挤事件。对于人流集中的场所,在高峰时段及时做好疏导工作,防止由于拥挤发生踩踏事故。
- 保卫科负责院内治安保卫工作,重点部位和要害部门设立门禁措施,防止无关人员进入。
- 保卫科监控室负责对人员流量较大的公共场所和重点部位进行连续监控,发现异常情况,及时进行报告、处理,负责治安事件发生的全面处理。

(8)危险化学品管理。

- 保卫科负责建立危险化学品管理制度,规定危险化学品的采购、保管、使用的要求、记录要求。

- 各相关部门在使用和保管危险化学品时，应遵守相关的安全管理规定，防止事故发生。
- 保卫科负责定期对危险化学品的采购、保管、使用，并对危险化学品存放处进行检查，确保危险化学品的管理制度得到执行，防止事件发生。

（9）安全标识管理。

- 保卫科负责统一管理院内安全标识，按照场所、设备或安全管理规定设置安全标识，提示安全警示事项，防止意外发生。
- 保卫科负责安排人员巡回安全标识的完整性，并根据危险状态的变动及时调整，确保标识的及时性和完整性。

（10）外来施工管理。

- 保卫科负责对外来施工单位安全管理，对外来施工单位进行安全交底，签订安全协议，规定现场的安全和治安要求，并确保外来施工单位的所有人员了解和执行。
- 保卫科会同基建办对外来施工单位进行安全检查，发现问题，及时进行整改，并跟踪整改结果，确保安全措施的落实。

（11）安全检查。

- 全院安全检查分为日常安全检查、专项安全检查（含节假日安全大检查）。
- 动力保障科科长负责组织专项安全检查（含节假日安全大检查）。
- 保卫科及各部门的安全管理员应负责日常安全检查。
- 保卫科制订专项《年度安全检查计划》（LYHQ-R10-008），报医院分管院长审核同意后实施。
- 动力保障科组织医务科、护理部、信息设备管理部、工会实施专项安全检查（含节假日安全大检查），检查前告知各部门安全负责人，各部门可先开展自行检查工作。
- 安全检查中若发现问题，应向分管院长及被检查的部门反馈信息并形成《医院生产、治安、消防安全检查表》（LYHQ-R10-009）；发现事故隐患应向被检查部门发出《安全（消防）检查整改通知书》（LYHQ-R10-010）。
- 被检查的责任部门应及时落实整改。
- 保卫科督促、跟踪整改措施的落实情况。

（12）安全事故报告处理。

- 各部门发生各类安全事故应及时报告院长办公室及保障部、医务科、感控办及相关管理部门，同时组织相关人员应急抢险。
- 院长办公室负责报告分管院长及上级职能部门，并配合做好事故调查及善后工作。

（13）安全活动。

- 保卫科应结合国家专项安全活动，组织开展各类安全教育的宣传活动。
- 保卫科具体落实并实施各种安全宣传教育活动。

5. 记录

《年度安全工作计划》(LYHQ-R10-005)。

《科室安全生产、消防安全、治安保卫工作目标责任书》(LYHQ-R10-006)。

《年度员工安全培训计划》(LYHQ-R10-007)。

《年度安全检查计划》(LYHQ-R10-008)。

《医院生产、治安、消防安全检查表》(LYHQ-R10-009)。

《安全(消防)检查整改通知书》(LYHQ-R10-010)。

《日常安全检查纪录》(LYHQ-R10-011)。

## 2.16　消防控制程序(Q/LYHQ-216—2019)

1. 目的

恪尽职守,对医院消防设备进行控制,确保医院消防安全及防盗报警监控装置的正常运行。

2. 范围

本程序适用于对医院防火防盗安全的控制。

3. 职责

(1) 保卫科消防控制中心(以下简称"消控中心")负责对全院的防火、防盗安全系统的监控以及与维修保障部合作实施对消防设备及器材的维护、保养、管理。

(2) 保卫科按照医院的要求负责对全院的防火、防盗安全工作进行检查和监督。

4. 工作程序

(1) 防火安全系统监控。

• 消控中心人员 24 小时全天候对医院防火监控区域实施监控,发现或接到火警后应迅速赶至现场进行处置,立即启动防火预案,并将处置结果做详细记录。

• 监控设备一旦发生故障,值班人员应及时报告组长,由组长通知并协助监控设备生产厂方进行维修。

(2) 防盗安全系统监控。

• 监控人员在防盗监控规定的时间内不间断地实施监控,发现监控区域警情应立即通知联防队,协同联防队进行处置,并将处置情况做详细记录。

• 监控设备一旦发生故障,值班人员应及时向组长汇报,由组长通知并协助厂方进行维修。

(3) 消防器材维护、保养、管理。

• 消控人员对医院各区域(分单体实施)消防器材每月维护、保养、检查 2 次,对各类消防阀门、管道,配合维修部门每季度检查保养 1 次,并做好记录。对室外消火栓每半年检查维修 1 次。

• 消控中心组长每天对医院重点防火部位进行巡查,同时对组员每天的维护、保养、检查工作进行抽查。

• 未经消防控制中心开具动火证,所有人员不得在院区内进行明火操作。动火时限为 4 小时,节假日动火须经分管院长和保卫科科长同意。

• 消控人员在巡查中对各部门、科室以及外来工程队中违反防火安全的行为要及时制止,必要时经保卫科授权发出《安全(消防)检查整改通知书》(LYHQ-R10-010),直至整改完毕,凡发出《安全(消防)检查整改通知书》(LYHQ-R10-010)的,消控中心组长要督促检查整改情况,并有整改反馈。

(4) 保卫科科长负责对医院的防火、防盗安全工作进行定期检查和监督,并做好记录。

5. 相关文件

《中华人民共和国消防法》。

6. 记录

《消防设施、器材缺损巡查记录》(LYHQ-R10-001)。

《防火监控设备报警记录》(LYHQ-R10-002)。

《防盗监控设备报警记录》(LYHQ-R10-003)。

## 2.17  采购控制程序(Q/LYHQ-217—2019)

1. 目的

对物资采购过程进行控制,保证所采购的物资符合规定的要求。

2. 范围

本程序适用于物资供应部所负责的各类物资采购的控制。

3. 职责

(1) 后勤管理处物资保障科采购组负责对顾客及本中心所需消耗材料及其他材料的采购。

(2) 后勤管理处物资保障科负责对物资采购进行检查监督。

4. 工作程序

1) 后勤管理处物资保障科采购物资的范围

(1) 顾客所需的消耗材料及其他物品。

(2) 为顾客代理采购消耗材料及其他物品。

（3）中心其他部门所需的物资。

2）供方的评价

（1）供应商的分类。

• 后勤管理处物资保障科对物资采购中发生供货关系的厂商，均作为物资供应部的供应商。根据分类管理的要求，物资供应部对：①人体植入性医疗器械的供应商；②国家药品监督管理局确定的一次性无菌医疗器械的供应商；③年供货金额在 50 万元以上的供应商列为进行重点监管的供方。列入供方名录的供应商必须进行月度质量反馈和每年度的再评价。为对供方提供的产品进行追溯性管理的需要，物资供应部要对供方实施分类。

• 根据国家药品监督管理局对医疗器械的分类规定，对供应人体植入物的供方，作为 A 类供方。对该类供方提供的人体植入物材料的可追溯性管理要记录到具体的使用人姓名。

• 根据国家药品监督管理局对医疗器械的分类规定，对供应一次性无菌医疗器械的供方，作为 B 类供方。对该类供方提供的一次性无菌医疗器械的可追溯性管理，要求要按照进货的每一批次记录具体的进出库情况。

• 对不供应人体植入物和一次性无菌医疗器械并年供货金额在 50 万元以上的供方，作为 C 类供方。对 C 类供方供应的材料，只进行一般性的追溯性管理。

（2）供应商的评审和供方的评价。

• 后勤管理处物资保障科在物资的采购中，对新增的供应商，必须在首次供货的 2 个月内，根据《供应商评审表》（LYHQ-R50-001）的内容，对供应商进行评审，并同时对供应商做非供方供应商和供方供应商分类。对非供方供应商的具体评审，由物资保障科科长和采购组负责。对列入供方类别供应商的评审，必须经过后勤管理处的批准。对评审合格的供方，物资保障科要将其列入《合格供方名录》（LYHQ-R50-002）。对评审不合格的供应商，物资保障科采购组不能与其发生供货关系。

• 后勤管理处物资保障科对因歇业或产品代理权变更等原因停止供货的供应商，对供货服务质量不合格的非供方或供方供应商，对年度再评价不合格的供方，要及时予以撤销供货关系。对因歇业或产品代理权变更等原因停止供货的供应商，后勤管理处物资保障科应填写《供应商撤销备案表》（LYHQ-R50-003）报后勤管理处备案。对供货服务质量不合格的非供方或供方供应商，后勤管理处物资保障科须先进行一次再评价，在报后勤管理处审核批准后填写《供应商撤销备案表》（LYHQ-R50-003）。供方被撤销供货关系后，后勤管理处物资保障科要及时调整《合格供方名录》（LYHQ-R50-002）。对供货服务质量不合格的非供方或供方供应商，后勤管理处物资保障科可以在未进行再评价前停止向其采购物资，但再评价必须在停止发生供货关系后 1 个月内完成。

• 后勤管理处物资保障科在进行物资的采购中，对因故更名的供应商和因产品代理商变更而引起供应商的变更，要对原供应商进行撤销并对新供应商根据《供应商评审表》

(LYHQ-R50-001)重新进行评审。对供方评审并报后勤管理处处长审核批准后，及时修改《合格供方名录》(LYHQ-R50-002)。对供应商的变更须在变更后的2个月内完成。

(3) 供方的评价。

· 后勤管理处物资保障科必须对供方的供货业绩实施评价。对非供方供应商除发现供货服务质量不合格外，不进行月度和年度再评价。

· 供方的月度控制评价。物资供应部仓储组每月末根据《供方月度质量反馈表》(LYHQ-R50-004)，对本月有供货记录的供方的供货业绩进行一次评价，并将评价结果报物资保障科审核。对月度评价业绩较差的供方，物资保障科科长要重点进行检查并实施暂不付货款等相应的控制方式。对再次发生供货业绩较差的供方，物资保障科要在再次责成其进行纠正时，加大对其的控制方式。对仍不改正的供方，物资保障科必须在当月内对其进行再评价，并填写《供方（供应商）再评价表》(LYHQ-R50-005)，报后勤管理处处长审核批准后，销其供货关系，并及时调整《合格供方名录》(LYHQ-R50-002)。被取消资质的供方，在一般情况下，不能再作为供应商进行选择。

· 供方的年度再评价。物资保障科每年12月集中对供方进行一次年度再评价。再评价包括：对供方一年供应业绩的评价和对供方的调整。对供方再评价要按照《供方（供应商）再评价表》(LYHQ-R50-005)的要求，物资保障科要根据再评价的结果及时调整《合格供方名录》(LYHQ-R50-002)。

(4)《合格供方名录》(LYHQ-R50-002)。

物资保障科要根据对供方的评价和再评价的结果，及时调整《合格供方名录》(LYHQ-R50-002)。《合格供方名录》(LYHQ-R50-002)，每季度末修订一次。

(5) 供方档案。

物资保障科根据合格供方的评定等级建立供方档案。档案存有：供方的营业执照、供方特殊行业的许可证、供方经销产品的注册证、供方评审表和供方年度再评价表等。

3）采购清单

(1) 库存物资采购计划。

·《常用物品库存定量》(LYHQ-R50-007)。物资保障科根据所供应的物资的频度和重要性，制订物资供应部仓库的《常用物品库存定量》(LYHQ-R50-007)。《常用物品库存定量》(LYHQ-R50-007)由物资保障科制订，经后勤管理处处长批准后生效。《常用物品库存定量》(LYHQ-R50-007)每年12月由物资供应部调整一次，调整品种经分管院长批准后生效。

·《库存物资采购计划》的编制。物资保障科仓储组每月月末，根据《常用物品库存定量》(LYHQ-R50-007)及各部门的领物计划，提出库存物品采购计划。

·《库存物资采购计划》的执行。《库存物资采购计划》由物资保障科科长审核并签署后，交采购组执行。

（2）库存物资临时采购单。

物资保障科仓储组在库存物资计划外，根据实际库存量提出的补充采购或由顾客各部门提出的常用物品临时采购单为《库存物资临时采购单》。《库存物资临时采购单》经物资保障科科长审核并签署后，交采购组办理。

（3）非库存物品的采购单。

需求者使用部门提出，经需求者的管理部门审核并签署的物资申购单为《非库存物品采购单》。物资保障科负责按照需求者管理部门的要求，在规定时间内完成《非库存物品采购单》，对因故未能按时完成的物品采购要求，需要在一周内回复需求者责任部门。

（4）采购文件的保存。

采购组对接到的采购单进行记录，对已实施的采购任务进行标记。物资保障科采购组对各种采购清单进行整理装订，并至少保存3个月。

4）物品采购的控制

（1）物品采购完成的时间规定。计划采购完成时间为10天（含节假日），其他采购的完成时间为7天（含节假日），急件采购的完成时间为采购单上注明的时间。

（2）物品的定点采购。采购组对已确定供方的物资采购，必须在供方处采购，对未确定供方的物资的采购，要根据国有、大型、专业和先本市后外地的原则，由物资保障科科长确定供应商进行采购。

（3）物资采购任务完成的控制。采购组对接到的采购清单进行记录，对已实施的采购进行标记；仓储组对未完成的采购项目应及时向物资保障科科长汇报。

（4）物资采购信息的反馈。物资保障科采购组对未能按计划完成的采购任务，要及时向物资保障科科长汇报，必要时要向后勤管理处处长及时反馈。

5）物资的验收

（1）物资的验收标识。物资保障科仓储组要根据物资的验收情况设立不同的标识。对未检验的物资存放于"待验处"；对验收合格的物资，要及时入库存放；对验收不合格的物资，要存放于"不合格处"。

（2）仓库保管员负责对进库物品进行验收。保管员要根据采购单对物品进行数量验收和外包装质量验收，对医疗器械要根据产品注册证进行验收，对一次性医疗器械的验收要增加卫生许可证有效期的检查。物资验收合格后，制作《物品入库验收单》经保管员和质量管理员签署。

（3）对一次性无菌医疗器械产品，要建立可追溯性记录。要按照进货批号建立具体的发放记录，以便对使用中发生的质量问题能够及时追溯相关供应商的质量责任，保证顾客或中心的利益不受损失。

（4）对验收中发现的不合格物品，除将其存放于"不合格处"外，仓储组还要填写《入库验收不合格记录》（LYHQ-R50-009），在进行归因分析后交物资保障科。物资保障科根据其归因分析的结果,必要时记入对供方的月度评价和年度再评价中。

5. 相关文件

《物资贮存控制程序》(Q/LYHQ-224—2019)。

6. 记录

《供应商评审表》(LYHQ-R50-001)。

《合格供方名录》(LYHQ-R50-002)。

《供应商撤销备案表》(LYHQ-R50-003)。

《供方月度质量反馈表》(LYHQ-R50-004)。

《供方(供应商)再评价表》(LYHQ-R50-005)。

《采购清单》(LYHQ-R50-006)。

《常用物品库存定量》(LYHQ-R50-007)。

《物资入库验收单》(LYHQ-R50-008)。

《入库验收不合格记录》(LYHQ-R50-009)。

备注:合格供方名录每 3 个月修订一次。

## 2.18  绿化养护控制程序(Q/LYHQ-218—2019)

1. 目的

对绿化养护工作进行控制,确保医院有一个优美的环境。

2. 范围

本程序适用于医院所辖绿化地域的植物及暖房植物的养护和管理的控制。

3. 职责

(1)绿化养护公司负责医院绿化地域植物及暖房植物的养护和管理。

(2)后勤管理处负责对绿化养护进行检查和监督。

4. 工作程序

1)工作流程

绿化养护公司参照上海市《园林绿化养护技术规程》(DGTJ08-19—2011),进行养护和管理。

(1)根据天气的变化,做好灌溉和排水工作。

(2)常年保持绿地无高大杂草。

(3)草花坛新栽植物在下雨后松土通气。

(4)按花园式单位绿化要求,根据不同品种的树种按季节进行不同方式修剪。

- 灌木类应使枝繁叶茂,分布均匀。花灌木修剪要去弱留强,去老留新。
- 乔木类修剪徒长枝、病虫枝、并生交叉枝、并生下垂枝及枯枝烂头。
- 地被攀援类应促使分枝,加速覆盖和攀缠功能,要定期翻覆,清除枯枝,疏删老弱藤蔓。
- 观叶或观花植物应适时浇水,清理,植物无黄叶。
- 规则式绿篱及球类树木每年至少修剪2次,分别是4月下旬至5月上旬,9月中下旬至10月上旬。耐剪球类每年至少修剪3~5次,时间间隔均匀。
- 草坪要适时修剪。
- 在台风来临前,对易受损的树木应采取立柱、绑扎、加枝、扶正、疏枝、打地桩等措施加固,风暴后及时拆除。冬季对易受冻害的树木采取防寒措施。
- 发现枯死植株应选用相同品种规格的植株补种。
- 防治病虫害使用化学农药按《农药管理条例》规定执行,严加保管。
- 精心养管各类盆栽花木,确保医院日常的摆花需要。需要摆花的部门根据需要量提前1~2天通知绿化养护组。
- 做好绿地和花房的清洁。

2) 检查和考核

(1) 绿化养护组组长负责对绿化养护工作的检查,每天不定时巡回检查,发现问题,立即解决。

(2) 后勤管理处每月不定期抽查,发现问题,即时指正,对于常见问题要采取措施监督整改,并对此类问题重点检查,确保在短期内解决并做好记录。

5. 相关文件

《园林绿化养护技术规程》(DGTJ08-19—2011)。

《农药管理条例》(中华人民共和国国务院令第677号)。

6. 记录

《绿化养护记录》(LYHQ-R30-002)。

《摆花记录》(LYHQ-R30-003)。

## 2.19 室内外保洁控制程序(Q/LYHQ-219—2019)

1. 目的

对保洁质量进行控制,为患者及医护员工提供一个整洁的工作、休养环境。

2. 范围

本程序适用于医院病房、实验楼、行政楼及院区道路的清洁管理。

**3. 职责**

(1) 外包服务机构分别负责组织实施室内外环境的保洁工作。

(2) 外包服务机构管理科负责检查和考核室内、室外环境的保洁工作质量。

**4. 工作程序**

1) 室内卫生

(1) 外包服务机构负责室内环境保洁，要求做到：

• 每天 2 次先清扫、后拖大厅、走廊、楼梯地面，保持地面无垃圾、血迹、呕吐物和烟蒂等，保持环境卫生整洁。

• 每天循环对厕所内的洗脸池、镜子、马桶、便池、地面、墙面和排风扇进行清洁，保持厕所内无积灰、无污垢、无锈斑和无异味。

• 每天擦窗台、设备罩、病房床头柜、杂物柜、楼梯扶手、候诊椅和各类低处标牌等，保持各工作面清洁、无积灰。

• 每周擦门框、纱窗、吊扇、晒衣槽和高处标牌等，保持清洁、无积灰。

• 每周擦墙面、玻璃 1 次，保持玻璃明亮、墙面无积灰、无蜘蛛网和无卫生死角。

• 每周擦拭消防栓、消防器材，保证清洁、无积灰。

• 每天上、下午各送 1 次开水进病房，保证住院患者的开水供应。

• 每天收集、清倒垃圾，保证垃圾桶无污渍、无异味、不满不溢。

(2) 清扫次数、时间及时间间隔根据该环境人流量及该环境人员的工作、生活情况进行调节，不影响患者及医护员工休息、诊疗工作。

(3) 保洁用品及方法根据不同建筑装潢材料进行选择使用。

2) 室外卫生

外包服务机构负责室外环境保洁，要求做到：

• 每天循环清扫外环境道路、绿化带（清扫时间及时间间隔根据日出早晚、树木落叶情况及该环境人流量进行调节），保持外环境道路、绿化带环境整洁，无果皮纸屑、杂物、烟蒂等。

• 每天擦洗外环境垃圾桶、更换垃圾袋。保持垃圾桶干净、整洁，无痰迹、污迹、不满不溢。

• 每两周 1 次清除屋顶、顶棚垃圾。保持落水管、下水道通畅，雨季不积水。

• 生活垃圾房保洁。每天洗刷垃圾房墙壁、天花板、地面和垃圾桶，垃圾装袋、入垃圾桶存放。保持垃圾房清洁整齐，做到垃圾日产日清，车走地净。

3) 生活垃圾的收集与处理

(1) 依据《上海市生活垃圾管理条例》《上海市垃圾分类管理条例》的相关规定，设置分类垃圾桶，分类垃圾桶的颜色、图文标识应统一规范、清晰醒目、易于辨识。

（2）垃圾分类收集，病区及公共区域的垃圾分类收集容器由专人负责并经常检查，垃圾量超过容器的2/3时应及时清倒。如发现有垃圾分类错误情况，应重新分类收集，禁止各类垃圾混合驳运。

（3）每一卫生包干单位保洁人员负责将本包干区的生活垃圾每日2次分类装入垃圾袋，小袋套大袋后放置在指定地点。

（4）接送组每日2次将生活垃圾集中运送到垃圾房，分类存放。

（5）不同区域的作业工具应分类使用。

4）检查监督

（1）外包服务机构负责人、班组长每天抽查保洁质量，并做好记录。

（2）外包服务机构管理科、爱卫办每月抽查保洁质量，并做好记录。

（3）外包服务机构负责人每月听取医院爱卫会、后勤管理处及临床医护人员和患者对室内外环境卫生工作的意见，针对问题分析产生不合格服务的原因，制订有效措施。

（4）外包服务机构管理科每月对患者发放意见征询表，向患者征询意见，每月汇总、比较，并作为工作质量评价依据。

5. 记录

《病房内环境保洁记录》（LYHQ-R60-001）。

《外环境保洁记录》（LYHQ-R60-002）。

《内环境保洁记录》（LYHQ-R60-003）。

# 2.20 食品卫生检验程序（Q/LYHQ-220—2019）

1. 目的

对食品卫生检验进行控制，确保食品安全食用。

2. 范围

本程序适用于对医院餐饮部门食品卫生检验的控制。

3. 职责

（1）后勤管理处副食品采购组负责每天采购的食品的质量。

（2）后勤管理处外包服务机构管理科负责食品卫生的检验和管理。

（3）后勤管理处负责食品卫生检验工作的检查、监督。

4. 工作程序

1）食物卫生检验

（1）食品质量的检验。

（2）餐具消毒的检验。

（3）环境卫生的检验。

（4）个人卫生的检验。

2）制作过程的检验

（1）进货接货检验

采购员采购的食品原料交由保管员负责检验,检验合格后,分别由餐饮各班组指定的人员交接、验收,并应有签收记录。

（2）制作过程检验

- 砧墩组先检验荤、素菜符合开具的菜单质量要求,然后根据菜肴的制作要求进行加工。

- 灶头组按当天菜单要求验收好原料的质量,按要求烹调并盛放在熟食盘内,由烹饪人和大组长对菜肴口味进行鉴定,确保口味一致。

- 组长记录每天菜肴烹饪的厨师姓名,以便追溯。

- 进熟食间分打饭菜,必须先洗手,后用消毒水浸泡双手,并穿好围裙。

- 分发熟食品、点心时,操作人员应做到手不直接接触食品。

（3）出售前留样

菜肴在出售前按卫生要求留样并做记录（食品留样 48 小时,数量 100～200 克）。

3）餐具清洗与消毒的检验

（1）餐具清洗和消毒应做到除残渣、洗洁精清洗、净水冲洗和热力消毒 4 道工序。

（2）餐具清洗和消毒应达到无油腻、无积垢,达到有效消毒、光洁、沥干的感官标准。

（3）餐具消毒员负责对餐具进行清洗和消毒,由卫生组班长负责对清洗和消毒后的餐具进行检验,并做检验记录。

（4）消毒方式:蒸汽蒸,每批餐具持续时间不少于 30 分钟。

（5）已消毒的餐、用具应存放在专用的保洁橱或柜中备用,以免受到外界的污染。

4）环境卫生的检验

（1）要做到每餐落手清,每天小扫 1 次,每周五全面清扫 1 次,由各班组长每天自查 1 次,由餐饮服务部每两星期检查 1 次,并做检验记录。

（2）厨房脱排油烟机、墙壁瓷砖每月清洗 1 次,天花板每年保洁 1 次。

（3）每天清除地沟内垃圾,冲洗 1 次,做到无异味。每周洗刷地沟内壁、盖 1 次。

（4）根据《上海市生活垃圾管理条例》《上海市垃圾分类管理条例》的要求,有专用存放湿垃圾的容器并做到标识清晰,有盖且不渗漏,做到泔脚、垃圾袋装化、无外溢、无异味、日产日清,定时清除垃圾并保持容器外观整洁。

5）个人卫生的检验

（1）餐饮人员应体检合格上岗,且每年体检 1 次,做好记录。

（2）餐饮人员应注意个人卫生,上岗时要做到"三白"(衣服白、帽子白、围裙白)、"四勤"(勤理发、勤洗手、勤剪指甲、勤洗澡),不留长指甲,不涂指甲油,不戴戒指,出售熟的饭菜时要注意戴口罩,由当班负责人检查、督促,并做好记录。

6)对各类检验标识和记录

由外包服务机构管理科餐饮管理小组负责归口管理。

5．相关文件

《病员餐饮服务程序》(Q/LYHQ-222—2019)。

6．记录

《菜肴留样记录表》(LYHQ-R40-001)。

《餐具洗涤消毒记录》(LYHQ-R40-004)。

# 2.21　门岗服务程序(Q/LYHQ-221—2019)

1．目的

严格管理,灵活处置,确保院区良好的医疗秩序和工作环境。

2．范围

本程序适用于各类进出医院的人员、车辆和物资的管理。

3．职责

保卫科外包服务机构门岗值勤人员应严守岗位,规范服务,对患者家属、外来人员以及各类车辆进出院区进行全面管理。

4．工作程序

1)患者家属探视

(1)探视时间按医院规定执行。

(2)非探视时间,患者家属允准进入病区的事项为:

- 患者入院。
- 患者病危。
- 患者当天手术。
- 医患纠纷以及患者死亡。
- 出具陪客证。
- 出具单位介绍信。
- 接患者出院。
- 医生找患者家属谈话。

2）外来人员进出联系工作

（1）来客须填写《会客登记单》后方可进入院区。

（2）职工家属进入，必要时与职工联系确认后进入院区。

3）车辆进出

（1）本院车辆。

• 警卫对照车牌号并指引停车位置。

• 车辆执行公务出医院须向警卫交《车辆出院单》，紧急情况下可先出后补。

（2）外来车辆。

• 联系工作车辆，须按警卫指定的位置停放。

• 市领导、沪A牌照100号以内车辆来院，白天须立即报告保卫科，晚间或节假日立即报告总值班，并妥善安排停放。

• 非经保卫科特别许可，车辆进入院区须交纳停车费5元（各类社会特种车辆、上级机关车辆除外）。

（3）除保卫科批准外，所有外来非机动车不得进入院区。

4）物资进出

物资出院必须凭物资所属部门开具的清单以及后勤管理处或保卫科开具的认可证明书。夜班或节假日一般不予放行，特殊情况请示总值班。

5. 记录

《会客登记记录》（LYHQ-R10-004）。

《特需病房患者登记表》（LYHQ-R10-005）。

## 2.22 患者餐饮服务程序（Q/LYHQ-222—2019）

1. 目的

对患者餐饮进行控制，确保住院患者饮食供应质量。

2. 范围

本程序适用于对患者餐饮的控制。

3. 职责

（1）后勤管理处患者膳食科负责患者餐饮工作的检查和监督。

（2）患者膳食科患者餐厅负责住院患者饮食的供应和管理。

（3）物资保障科电梯操作组负责送餐临时专用电梯的安排和消毒。

（4）患者膳食科配餐员小组负责患者饮食的派送、餐具的回收和餐车的消毒。

4．工作程序

1）供应范围

每日三餐。

（1）早餐有牛奶、豆奶、治疗早菜、粥、包子、点心、肉松及酱菜等品种。

（2）午餐的主食为米饭、粥、馒头和面条等；菜肴为餐厅菜、小锅菜、治疗菜和普通菜，品种约 80 种。

（3）晚餐的主食为米饭、粥、馒头和面条等；菜肴为餐厅菜、小锅菜、治疗菜和普通菜，品种约 80 种。

2）供应时间

（1）早餐：06:30—07:30。

（2）午餐：11:00—12:00。

（3）晚餐：17:00—18:00。

3）订餐

（1）一般订餐。

- 患者餐厅订餐员提前 2 天将《病员预约菜单》（LYHQ-R40-003）送达患者。

- 订餐员提前 1 天收回《病员预约菜单》（LYHQ-R40-003）和订餐菜票。

- 订餐员将收回的《病员预约菜单》（LYHQ-R40-003）进行汇总后，将汇总结果分别登记入《饮食统计单》（LYHQ-R40-002）。

- 《饮食统计单》（LYHQ-R40-002）的两份复印件一份交临床营养科，另一份交餐饮服务部办公室统计员，原件由订餐员保存 30 天后销毁。

（2）临时加餐。

- 当天入院的患者或患者需要临时加餐时采用临时加餐。

- 配餐员在送餐时登记临时加餐的数量。

- 配餐员在当次送餐完成后立即到患者餐厅领取加餐送入病房。

- 临时加餐的菜票于次日由订餐员收取。

4）食品采购

（1）统计：患者餐厅办公室统计人员根据次日菜单，患者订餐数统一计算原料总量后填写请购单，经大组长或其指定人员审核后，交采购组采购。

（2）采购：采购组根据请购单采购食品原料，并对供应商供应原料进行验收，对验收不合格物品即时退货并重新采购。

5）制作

（1）领料：患者餐厅各班组长或其指定人员根据菜单、请购单领取当日所需食品原材料，并进行验收、记录。

（2）主食的制作要求香、软适中。

（3）荤菜的制作过程为洗、切、配、烧。

（4）素菜的制作根据不同需要，过程为拣、切、浸、洗、配、烧或拣、浸、洗、切、配、烧。

6）分菜、出菜

（1）患者餐厅在每餐前 90 分钟开始将主食及菜肴按不同套系盛放入不锈钢餐盘；同一病区、同一套系的餐盘集中放入餐盘架，每个餐盘架装载 6 个餐盘。

（2）配餐员根据《病员预约菜单》(LYHQ-R40-003)核对品种、规格、数量后将同一病区的餐盘架放入同一辆送餐车，并在《明细表》上签字认可，由患者餐厅保存 24 小时。

7）送餐

（1）配餐员对餐车进行充电保温，充电至温控器断电。

（2）后勤管理处物资保障科电梯操作组于每餐前安排好送餐临时专用电梯，并做好电梯的消毒工作。

（3）每名配餐员将一层两个病区的餐车送到病房，并根据《病员预约菜单》(LYHQ-R40-003)按床号次序送餐到床边。

（4）遗漏登记的患者登记后做加餐处理。

8）加餐

（1）配餐员完成一般订餐的发放后根据加餐的数量到患者餐厅领取加餐，并在加餐登记簿上记录加餐数量。

（2）加餐在微波炉中加热。

9）餐具回收和消毒

（1）配餐员完成加餐的发放后开始回收餐盘，不能催促用餐尚未完毕的患者，其使用的餐盘稍后再收。

（2）配餐员对回收的餐盘、餐盘架及餐车进行初步清洗。

（3）配餐员将餐车及餐具送回患者餐厅洗涤间，由洗涤间进行验收并做记录。

（4）患者餐厅洗涤间根据食品卫生要求做好餐具消毒工作，并做好记录。

（5）配餐组根据食品卫生要求做好餐车的消毒工作。

10）检查和监督

患者膳食科每月 2 次对患者餐饮供应和管理工作进行检查和监督，并做好记录。

5. 记录

《饮食统计单》(LYHQ-R40-002)。

《病员预约菜单》(LYHQ-R40-003)。

《餐具洗涤消毒记录》(LYHQ-R40-004)。

## 2.23　餐饮标识和可追溯性控制程序(Q/LYHQ-223—2019)

1. 目的

对主副食品制作过程中以适当方式进行标识,当有追溯要求时,保证其可追溯。

2. 范围

本程序用于对主副食品制作过程进行标识。

3. 职责

(1)外包服务机构管理科负责主副食品制作过程中的标识方法的编制、实施和管理。

(2)外包服务机构管理科负责主副食品标识的检查和可追溯性控制。

4. 工作程序

1)标识方法

(1)生熟荤素的标识。

• 生的荤菜用铝制餐具盛放,有专用荤菜砧墩切配,有专用荤菜池洗清,并有文字标识。

• 生的素菜用塑料筐盛放,有专用素菜砧墩切配,有专用素菜池洗清,并有文字标识。

• 荤、素熟菜用不锈钢餐具盛放。

• 生、熟荤素菜用的砧墩、刀具、抹布等均分别有标识,熟的荤、素菜用的砧墩、刀具贴"熟"字;生的荤、素菜用的砧墩、刀具均不贴字;熟菜用的抹布为白色,其他用途的抹布用深颜色。

(2)餐具洗涤及消毒标识,做到"一洗"(用热水、洗洁精)池、"二过"(用清水)池、"三消毒"(用消毒箱蒸30分钟)、"四保洁"柜,均有文字标明,并有专人对消毒情况进行记录、标识。

(3)主副食品制作场所及设备、设施标识。大灶、小灶、饭间、砧墩、主任灶、点心间、熟食间、卫生洗涤间、卫生消毒间、大餐厅、小餐厅及卫生环境包干区等均有标牌或文字;放置熟食的冰箱贴"熟"字,放置生食的冰箱贴"生"字。

(4)主副食品领用验收的标识。

• 各班组由班组长负责填写好主副食品的请购单,患者餐厅由餐饮服务部订餐统计人员按订餐数统计所需主副食品,填好统计单;由大组长或其指定人员签名认可,由餐饮服务部采购组采购。

• 由班组长或其指定人员向采购组按请购单对主副食品的数量、质量进行核对验收,并做好验收记录、标识,并以标识区分。

2）标识的实施

（1）荤、素菜及其生、熟状态的标识,由各组组长管理实施。

（2）餐具洗涤及消毒标识,由各组负责人管理实施,部门负责人监督实施。

（3）主副食品制作场所及设备、设施标识,由餐饮服务部负责实施。

（4）主副食品领用验收的标识,由各组组长负责实施。

（5）对无标识或标识不清的用具应停止使用,待相关责任人鉴别,补上标识后再使用。

（6）餐饮服务部各组组长,应对各自负责的标识进行经常检查,并做好管理。

（7）后勤管理处质量管理组每月检查1～2次主副食品制作过程中的标识,并做记录。

3）追溯

（1）菜肴出售前按卫生要求由卫生组负责留样并做记录(食品留样48小时,数量100～200克)。

（2）当主副食品发现有质量问题时,应由餐饮服务部组织相关职能部门对其制作、检验全过程进行追溯,找出原因,明确责任,做好记录,杜绝发生。

5．记录

《菜肴留样记录表》(LYHQ-R40-001)。

《主副食品原料验收记录》(LYHQ-R40-005)。

## 2.24　物资贮存控制程序(Q/LYHQ-224—2019)

1．目的

对物资贮存进行控制,确保贮存物资的完好性。

2．范围

本程序适用于物资供应部负责的物资贮存的控制。

3．职责

（1）后勤管理处物资保障科仓储组负责物资贮存的实施和管理。

（2）后勤管理处物资保障科负责对物资贮存的检查和监督。

4．工作程序

（1）物品代码管理。物资保障科对所经办的物品,实行代码管理,一种物品设立一个代码,一个代码只标记一种物品。

（2）物品入库时,应按照《物资入库检验程序》,对入库物品进行入库检验。检验合格后,办理入库手续。

（3）物资保障科仓储组仓库物资贮存管理要求。

• 库存物品存放实行定位管理,要定库、定货架、定层面和定点存放。在物品放置时,要进行标识。

• 物品在货架上放置,要整、零区分,在条件许可下,物品的放置要五五成行。

• 仓库内设立库存卡,对物品的入库、出库的变动要及时记录,达到账卡物一致。在物品发放时,要按照批次登记,保证对每批物品的进库后的发放可追溯。

• 库存物品的发放要实行先进先出法,保持库存物品的及时更换。对有保存效期要求的库存物品,要保持至少6个月的保质期。

• 对库存物品要按照《常用物品库存定量》(LYHQ-R50-003),实行最高最低量的控制,一般库存物品最高储存量为1个月的流转量,最低储存量为10天的流转量。

• 每周五,仓库保管员对库存量低于中间量的库存物品,提出库存物品采购计划。仓库保管员要了解库存物品的变动情况,对低于最低定量的物品,及时提出临时采购申请。

• 库存物品实行日清月结,每月20日前后为库存物品的盘点日,对库存盘点中盘盈盘亏的物品要及时查找原因,并报告物资保障科科长。每月的23日前为盘点报表上报日。节假日顺延。对库存盘点中发现账物不符合的,要及时查清原因,对无法追查的缺损,要追究保管员责任,并做好相关记录。

(4) 安全管理。

• 仓库要实行安全管理,仓库要保持通风、干燥、清洁、无"四害",防止物品的霉变。在下班前,要检查仓库的电器安全,关闭门窗。对医用材料仓库要求夏天温度控制在30 ℃以内。

• 物资保障科每月要对仓库进行安全管理检查,保证仓库的安全。物资供应部每月按照账物相符的要求,检查库存情况,确保库存量的正确。

• 对仓库中存放的物品,发生霉变等物损事故的,要查清原因,有保管责任的,要追查当事人责任,并做好相关记录。

(5) 相关资料保存。

库存物资盘点表经物资保障科科长复核后,保存6个月。

5. 记录

《常用物品库存定量》(LYHQ-R50-003)。

《库存物资月盘点表》(LYHQ-R50-007)。

## 2.25　服务提供的控制程序(Q/LYHQ-225—2019)

1. 目的

对与服务过程有关的各项因素进行控制,确保各服务提供过程按规定的方法在受控状态下进行。

2. 范围

本程序适用于对服务提供过程进行控制。

3. 职责

（1）后勤管理处和保卫科负责本程序的归口管理，并负责对各职能部门服务过程的实施进行检查和监督。

（2）各部门负责本部门职能范围服务过程的实施和管理。

- 保卫科负责实施《消防控制程序》（Q/LYHQ-216—2019）《门岗服务程序》（Q/LYHQ-221—2019）。
- 后勤管理处动力保障科负责实施《设备运行控制程序》（Q/LYHQ-009—2019）、《水电维修服务控制程序》（Q/LYHQ-210—2019）、《污水处理控制程序》（Q/LYHQ-211—2019）。
- 后勤管理处物资保障科负责实施《电梯服务控制程序》（Q/LYHQ-212—2019）、《被服洗涤服务程序》（Q/LYHQ-227—2019）、《挂号服务程序》。
- 后勤管理处患者膳食科负责实施《病员餐饮控制程序》（Q/LYHQ-222—2019）。
- 后勤管理处外包服务机构管理科负责实施《室内外保洁控制程序》（Q/LYHQ-019—2019）。
- 绿化养护公司负责实施《绿化养护控制程序》（Q/LYHQ-218—2019）。

4. 工作程序

1）服务过程策划

（1）后勤管理处和保卫科对外包服务公司所提供的服务进行过程控制策划，根据服务流程的需要提出程序文件或作业指导书的编制计划，经分管院长确认后组织编制。

（2）各部门按计划分工编制本部门的程序文件或作业指导书，并按规定程序审批。

2）服务过程的实施

（1）后勤管理处办公室根据需要印制足够数量的程序文件或作业指导书文本，按《文件控制程序》（Q/LYHQ-201—2019）的规定进行分发。

（2）各外包服务机构负责人应按程序文件和作业指导书所涉及的范围组织宣讲，确保相应岗位的员工都了解其中内容，并能遵照执行。

（3）各部门针对本部门服务范围按相应程序文件或作业指导书提供服务：

- 保卫科负责实施《消防控制程序》（Q/LYHQ-216—2019）、《门岗服务程序》（Q/LYHQ-221—2019）。
- 动力保障科负责实施《动力设施运行控制程序》（Q/LYHQ-209—2019）、《水电维修服务控制程序》（Q/LYHQ-210—2019）、《污水处理控制程序》（Q/LYHQ-211—2019）。
- 物资保障科负责实施《电梯服务控制程序》（Q/LYHQ-212—2019）、《被服洗涤服务程序》(Q/LYHQ-227—2019)。

- 绿化养护公司负责实施《绿化养护控制程序》(Q/LYHQ-218—2019)。
- 后勤管理处患者膳食科负责实施《病员餐饮控制程序》(Q/LYHQ-222—2019)。
- 后勤管理处外包服务机构管理科负责实施《室内外保洁控制程序》(Q/LYHQ-219—2019)。

（4）分管院长根据各部门的需要调整员工的技术结构,组织对服务人员培训考核,负责对员工岗位技能的认定。

3）服务过程的监控

（1）各部门对服务过程的检查由本部门指定专人或班组长进行,部门负责人不定期抽查,并做好记录。

（2）后勤管理处办公室每月一次对各部门服务过程的实施进行检查,并做好记录。

（3）关键岗位监控。

- 保卫科对消防岗位进行连续监控。
- 后勤管理处动力保障科对各设备运行岗位进行连续监控。
- 后勤管理处物资保障科对挂号、电梯、被服洗涤岗位进行连续监控。
- 后勤管理处患者膳食科对患者餐饮进行连续监控。
- 后勤管理处外包服务机构管理科对保洁岗位进行连续监控。

5. 相关文件

《文件控制程序》(Q/LYHQ-201—2019)。

《消防控制程序》(Q/LYHQ-216—2019)。

《门岗服务程序》(Q/LYHQ-221—2019)。

《动力设施运行控制程序》(Q/LYHQ-209—2019)。

《水电维修服务控制程序》(Q/LYHQ-210—2019)。

《污水处理控制程序》(Q/LYHQ-211—2019)。

《绿化养护控制程序》(Q/LYHQ-218—2019)。

《电梯服务控制程序》(Q/LYHQ-212—2019)。

《被服洗涤服务程序》(Q/LYHQ-227—2019)。

《病员餐饮控制程序》(Q/LYHQ-222—2019)。

《室内外保洁控制程序》(Q/LYHQ-219—2019)。

《服务评价与考核程序》(Q/LYHQ-230—2019)。

6. 记录

《关键岗位上岗资格登记表》(LYHQ-R06-004)。

《文件发放、回收台账》(LYHQ-R09-002)。

## 2.26　与顾客有关过程控制程序（Q/LYHQ-226—2019）

1. 目的

对顾客的要求进行评审，使其成为六院后勤的工作依据，充分满足顾客的要求。

2. 范围

本程序适用于对顾客要求确认前的评审。

3. 职责

（1）分管院长组织对顾客要求的评审，后勤管理处和保卫科负责顾客要求确认后的管理。

（2）各部门和外包服务机构负责人应准备相关资料参与评审工作。

（3）分管院长负责对顾客要求的审批。

4. 工作程序

（1）顾客要求评审以顾客要求评审小组评审的方式进行。

（2）顾客要求评审小组组长由分管院长担任，成员由后勤管理处、保卫科和外包服务机构负责人组成。

（3）各部门应针对顾客要求中与本部门相关的条款进行评审。

（4）评审内容：

- 顾客要求条款是否符合国家经济合同法。
- 顾客要求条款表达是否明确。
- 顾客要求条款是否能够达到。
- 顾客制订的质量指标是否能够满足。
- 顾客要求的时间期限是否能够做到。
- 收入、支出、盈利和风险的预测是否有利。

（5）对评审中提出的异议，由分管院长与顾客代表联系协商，争取达成共识。

（6）根据双方共同认定的修改意见，及时修改顾客要求。

（7）按评审的最终结果由分管院长审批并签订正式合同。

（8）当因某种原因（中心与顾客）修改部分条款时，按上述第3点和第4点中的（1）～（7）小点执行。

（9）评审记录和保存：

- 后勤管理处和保卫科应对评审时间、参加人员、评审内容和评审过程详细记录。
- 后勤管理处和保卫科应对评审记录、评审材料和合同文本进行妥善保存。

5. 记录

《合同评审记录》(LYHQ-R05-003)。

## 2.27 被服洗涤服务控制程序(Q/LYHQ-227—2019)

1. 目的

对被服洗涤服务进行控制,确保医院各部门洁净被服的供应。

2. 范围

本程序适用于医院各部门被服洗涤服务的控制。

3. 职责

(1) 后勤管理处物资保障科被服洗涤组负责被服的洗涤。

(2) 后勤管理处物资保障科负责被服洗涤的归口管理。

4. 工作程序

(1) 每天从 7:30 开始由被服管理组专人到各人分管部门收集脏污被服及医生护士工作服,清点数量后做好记录,并与相应科室专管人员办理被服交接手续,并做好记录,双方收集凭证。

(2) 被服收集人员将各自收集的脏污被服放置在脏污被服堆放区,由被服管理组和缝纫洗涤组双方核对,监管点收,由缝纫洗涤组接收,并做好交接手续和记录,同时堆放到指定地点。手术室、产婴室、动物房的被服要单独堆放。

(3) 脏污被服分为一般脏污和顽污两类,监点人员在记数的同时将顽污被服检出。

(4) 医院职工值班用床单被套和后勤职工工作服按规定时间分别小范围集中交给缝纫洗涤组,由缝纫洗涤组工作人员清点并做好数量记录,发放洗涤凭证。

(5) 脏污被服的堆放要根据品种及脏污状况分区堆放,并做好标识。

(6) 手术室、产婴室和动物房的被服收、点、洗工作要与其他部门的被服分开执行。

(7) 洗涤完毕的被服送入烘干机内烘干。

(8) 烘干的被服送熨烫室熨烫,同时检查被服状况,将未洗净、破损、纽扣脱落的被服捡出,由缝纫洗涤组重新洗涤、修补,并将需要报废的被服交给被服室。

(9) 被服室统计报废数字,填写报废单,根据顾客要求的报废率,每月报废一次,每年统计总数。

(10) 有色被服及严重污染的被服要分开洗涤。

(11) 被服分期分批更新,年报损率在 30% 左右。

(12) 工作完成后,打扫好机器周围的环境。

（13）缝纫洗涤组应按需求下达月度缝制新被服计划要求的品种、数量制作新被服，完成后放入库房，保证最小库存量；领料根据缝纫任务，填请购单向后勤管理处申请。

（14）检查和考核。

• 洗涤组组长负责洗涤过程每个环节的检查和考核，每天抽查，发现问题，即时解决。

• 物资保障科科长负责对被服洗涤服务工作每月不定期检查，发现问题，立即指正；对于经常发生的问题要采取措施监督整改，并对此类问题重点检查，确保在短期内解决，并做好记录。

5. 相关文件

《服务提供的控制程序》（Q/LYHQ-026—2019）。

6. 记录

《被服洗涤记录》（LYHQ-R30-005）。

《特殊被服洗涤记录》（LYHQ-R30-006）。

## 2.28 监视和测量装置的控制程序（Q/LYHQ-228—2019）

1. 目的

通过对监视和测量装置进行有效的控制，确保对监视和测量的结果能满足使用要求。

2. 范围

本程序适用于对监视和测量装置的控制。

3. 职责

（1）动力保障科工程组负责本程序的归口管理。

（2）动力保障科负责测量装置的记录、保管和检定。

（3）物资保障科负责监视和测量装置的采购。

4. 工作程序

（1）选用。

• 监视和测量设备由班组根据工作要求提出申请，经部门负责人审核，报后勤管理处批准后由物资保障科采购。

• 所购测量设备必须有合格证书，计量员要登记造册。使用前必须经国家法定计量检定部门鉴定合格后，方可使用。

（2）检定。

• 计量员根据规定对测量设备进行周期检定。

• 计量员应妥善保管相关的检定证书备案，并对其进行控制。

- 检定合格的测量设备由计量员将合格标签贴在该设备醒目部位。
- 检定不合格和报废的测量设备由计量员贴"禁用"标签,并禁止使用。
- 当发现计量器具失准时,应对以往测量结果的有效性进行评价记录。

(3) 使用。

- 使用人如需使用,向计量员借用并登记在《测量设备借用单》上。
- 使用人不得擅自调校测量设备。
- 使用人不得将测量设备转借他人使用。
- 使用人应正确使用并保管好所用的测量设备,如发生损坏或遗失,及时申请补领。

(4) 储存和防护。

- 监视和测量设备由计量员统一保管。
- 备用的测量设备应放置在常温、干燥、清洁环境中。
- 特殊测量设备放置在符合其技术要求的环境中。

(5) 计量员必须经过培训,取得合格证书方可上岗。

## 5. 相关文件

《中华人民共和国计量法》。

## 6. 记录

《计量器具管理总账》(LYHQ-R20-014)。

《计量器具管理卡》(LYHQ-R20-015)。

# 2.29　外包服务管理程序(Q/LYHQ-229—2019)

## 1. 目的

确保外包的服务符合规定的要求,为医疗服务提供可靠保障。

## 2. 范围

适用于医院的安保(监控、消防服务、消防系统维保)、餐饮、保洁(运送、电梯)、洗涤、绿化及维修(锅炉、配电、污水处理、净化系统维保和空调系统维保)等项目外包服务的管理全过程。

## 3. 职责

(1) 保卫科负责对安全保卫(监控、消防服务)等外包服务质量的监督检查和考核。

(2) 后勤管理处负责对餐饮、保洁(运送、电梯)、洗涤、绿化及维修(锅炉、配电、污水处理、净化系统和空调系统等维保)等后勤服务外包方质量的监督检查和考核。

(3) 各相关部门及时反馈外包服务的质量情况。

## 4. 管理程序

1）服务分包方的选择和确定

（1）各相关部门以招投标的方式选择各项目服务分包方，并对竞标的服务分包方进行评价对比，内容包括：资格证书、服务范围、社会信誉、过往业绩、质量体系、合同价格等。

（2）院招投标小组组织相关职能科室，召开评标会，整理评标会议记录，选择确定服务分包方。

（3）根据不同的外包服务项目，各主管科室分别拟订合同书，在合同书中明确分包方的责任、服务的范围及内容，应达到的标准及要求等。

（4）服务合同经医院各相关职能科室审阅会签，院长签字，院长办公室盖章后生效。

2）服务提供过程控制

（1）后勤管理处组织主管科室/人员按照服务合同和相关评定准则，对外包服务过程和结果进行定期检查和不定期的督查，督查结果记录在各监督科室工作检查表中。检查中发现不合格项，记录在《外包服务督查表》（LYHQ-R20-020），应及时通知分包方改进，并进行跟踪，确认改进已达到要求；如没有按照甲方要求及时跟进，开具"整改通知书"限期整改。

（2）保洁外包监管人员每月做好对全院各部门巡检（保洁、运送、电梯）工作，检查结果记录在《外包服务督查表》（LYHQ-R20-020），对不合格项的纠正应进行追踪验证。

（3）保卫科负责对（监控、消防服务、消防系统维保）外包方服务过程的控制见《安全保卫制度》，保卫科对其他部门提出的问题进行每月定期和不定期督查，结果记录在《保安工作质量综合考核表》（LYHQ-R20-021），并跟踪回访。

（4）院内餐厅承包服务过程的控制见"食品安全管理制度"。后勤管理处联合感控办每月对餐厅承包方工作进行食品卫生质量检查和监督。检查结果记录在《职工食堂工作质量检查表》（LYHQ-R20-022）中。

（5）后勤保管理处负责对被服洗涤、绿化外包服务的质量验证、监管管理，定期检查洗涤质量（数量清点、被服完好、洗涤剂残余量检测报告验证和洗涤场所抽查）并完成相关记录，定期清点绿化布置及绿化质量（虫害情况、枝叶修剪、盆摆安全等），并完成相关记录。

（6）后勤管理处负责对所有维修外包服务、购买服务的质量验证、监督管理，包括但不限于：锅炉、配电、污水处理、净化系统及空调系统等维保服务外包，保障部应对照合同定期检查维保履行情况、维保质量、零配件购置审核及提出续保建议等，并完成相关记录。

（7）在各项外包服务检查中发现较大问题时（影响医疗服务质量、服务态度恶劣、引起患者投诉和影响设施设备安全等），接到院部投诉批办单的，相关监督科室填写《整改意见书》（LYHQ-R20-023）提交服务分包方负责人，要求其分析原因，制订整改措施，验证整改结果，并由相关科室认可后实施限期整改并做反馈。

3）分包方业绩考核

（1）后勤管理处负责组织主管服务分包的科室根据检查的结果和改进的情况,定期进行考核和评价,并将考核和评价的结果提交分管院长和相关分包方。

（2）分包方绩效考核和评价的结果作为分包方重新评价和选择的依据之一。

5．记录

《外包服务督查表》(LYHQ-R20-020)。

《保安工作质量综合考核表》(LYHQ-R20-021)。

《职工食堂工作质量检查表》(LYHQ-R20-022)。

《整改意见书》(LYHQ-R20-023)。

《被服洗涤清点记录汇总、质量评价表》(LYHQ-R20-024)。

《绿化布置清点记录汇总、质量评价表》(LYHQ-R20-025)。

《维保质量审核意见表》(LYHQ-R20-026)。

## 2.30　服务评价与考核程序(Q/LYHQ-230—2019)

1．目的

对服务全过程、各阶段的评价与考核进行控制,确保达到预期的考核效果。

2．范围

本程序适用于对服务质量评价与考核整个过程的控制。

3．职责

（1）后勤管理处和保卫科负责对各部门服务提供过程和服务质量的评价与考核进行检查和监督。

（2）各部门应对本部门各类服务提供过程和服务质量的评价与考核标识进行控制和管理。

4．工作程序

1）考核的划分

（1）各部门对本部门服务项目的考核为一级考核。

（2）后勤管理处和保卫科对各部门的考核为二级考核。

（3）需求者对社会机构各部门的考核为三级考核。

2）评价与考核标识的方面

（1）服务作业工序的标识。

（2）服务区域划分的标识。

（3）维修产品、设备的标识。

（4）服务用物资的标识。

3）标识的方法

（1）评价与考核的标识方法

- 评价与考核的标识方法主要以记录、考评表和整改通知书的形式。

- 各部门应针对部门的工作情况来确定相应考核状态的标识方法。

（2）服务过程的状态标识

- 服务过程的作业步序能明显区分的，应对每个步序状态进行标识。

- 餐饮服务组状态标识应从食品的进货到成品制成出门前的各步序进行标识，对清洁区和非清洁区进行标识。

- 动力保障科应从物品送修到修复检验后待领的过程进行标识，设备的检修过程应进行标识，对各类设备的状态进行标识。

- 物资保障科应把所购物品的检验和试验状态，用记录以及对应的标牌、标签标识。

4）评价与考核的标识形式

（1）各部门内部质管组的考评记录。

（2）后勤管理处和保卫科对各部门的考评记录。

（3）医院有关部门对社会机构各部门的考评记录。

5）评价与考核标识的内容

（1）部门内部考评标识应包括考核的区域、存在问题、考评时间、评价、服务者和考评人。

（2）后勤管理处和保卫科对各部门的考评标识应包括被检查部门、存在问题、考评时间、评价、服务者和所属部门质管员。

（3）顾客对社会机构各部门的考评情况，由分管院长视需要组织召开专题会议进行分析讨论，并针对检查出的问题研究解决方法。

6）评价与考核记录的填写

（1）各部门内部评价与考核记录由部门质管员填写，考评记录由后勤管理处和保卫科填写。

（2）考评记录应包括检查中发现的问题、检查的时间、区域范围和评价、参加考评的人员。

7）评价与考核记录的保存

（1）各部门应每月将考评汇总情况报分管院长审核后由后勤管理处和保卫科保管。

（2）后勤管理处和保卫科每月将汇总的考评资料交分管院长审核后由后勤管理处和保卫科保管。

8）标识的管理

（1）各部门的评价与考核的记录、考评表和整改通知书等由各部门妥善保管，以便需要时追溯。

（2）服务状态的标识应设置在醒目和不被遮挡处。

（3）各部门对本部门使用的各类标识应由专人保管，并负责保护现场使用的评价与考核标识。

9）服务评价与考核标识或可疑标识情况的处置

（1）各部门质量管理员应随时对各类标识进行检查，确保标识的正确性和有效性。

（2）各部门质量管理员在考评中应对各类标识进行核查和维护，确保其有效性。

5．记录

《服务评价与考核记录》（LYHQ-R09-021）。

## 2.31　满意度调查程序（Q/LYHQ-231—2019）

1．目的

为了进一步加强精神文明建设，改进工作和服务，为患者提供温馨、便捷、优质服务，提高患者的满意率，特制订满意度测评程序。

2．范围

适用于本院患者、工作人员满意度调查，意见征询和医疗服务部门对行政管理和后勤保障服务的满意度调查。

3．职责

（1）精神文明办公室负责患者、行政管理和后勤保障服务满意度测评的归口管理，负责收集和统计满意度信息，定期召开工休座谈会，听取患者对医院管理和后勤保障服务的意见和建议。

（2）临床科室协助行政管理和后勤保障服务工作的满意度评价。

4．管理程序

1）满意度调查的分类

根据满意度调查对象，可以分为两大类：第一类为患者对医院的满意度测评，包括住院患者满意度测评、门急诊患者满意度测评、出院患者满意度测评和工休座谈会；第二类为医院医疗服务的相关部门对医技和行政管理部门的满意度测评，包括临床医技部门对行政部门满意度测评和临床部门对医技部门满意度测评。

2）满意度调查的策划

（1）调查内容

调查内容主要是根据上海市卫生系统"万人问卷"要求以及医院的特点、医院年度工作重点和典型问题以及医院内部各部门之间的工作重点确定调查项目，主要包括设施设备、内外环境和医疗服务等。

（2）调查频次

满意度测评每月调查1次，工休座谈会每季度1次。

3）满意度调查的实施

（1）住院患者满意度测评

• 调查方式。精神文明办公室组织专人到各病区发放并回收满意度调查表，采用整群随机抽样方式，每个病区（部分小科室除外）一般不少于10张，问卷调查回收率不低于95％，回收率低于95％的通过补调查的方式完成。测评对象为病房全体患者家属（病家情绪激动、与医院有纠纷、入院不满24小时的除外）。

• 调查内容。满意度调查内容包括：环境设施、医生、护士、病房饮食和医德医风等。

（2）门急诊患者满意度测评

• 调查方式。精神文明办公室组织专人采取随机抽样的方式到门、急诊处发放并回收满意度调查表，调查回收率不低于95％，回收率低于95％的通过补调查的方式完成。测评对象为门急诊（含儿保）全体患者及患者家属。

• 调查内容。满意度调查内容包括：医生、护士、挂号收费、检验、药房、医技和环境设施等。

（3）临床医技部门对行政部门满意度测评

• 调查方式。精神文明办公室组织专人采取整群抽样的方式，向所有临床医技科室中层以上干部以及门急诊和病房部分职工代表发放问卷调查，问卷调查回收率不低于95％，回收率低于95％的通过补调查的方式完成。

• 调查内容。满意度调查内容包括：服务态度和办事效率，被测评对象为所有行政职能部门。

（4）临床部门对医技部门满意度测评

• 调查方式。精神文明办公室组织专人采取整群抽样的方式，向所有临床科室中层以上干部以及门急诊和病房部分职工代表发放问卷调查，问卷调查回收率不低于95％，回收率低于95％的通过补调查的方式完成。

• 调查内容。满意度调查内容包括：服务态度、办事效率、检验结果的准确性及与临床沟通的及时性。被测评的部门包括：检验科、药剂科、影像科、超声科、心功能、脑功能、肺功能、病理科、筛查中心、同位素、内镜中心、手术麻醉、营养室和供应室。

（5）出院患者满意度测评

• 调查方式。由出入院处于每月上旬将"出院满意度调查表"发放至前来办理出院手续的患者,指导其填写并回收问卷,精神文明办公室于每月下旬去出入院处收集汇总。问卷调查回收率不低于95%,回收率低于95%的通过补调查的方式完成。

• 调查内容。满意度调查内容包括:患者病区基本信息,医生、护士的服务,诊疗环境及医德医风等。

（6）工休座谈会

• 组织方式。院精神文明办公室到各病区随机抽取患者家属10～15名,以座谈会的方式听取患者委托人意见和建议。院精神文明办公室和分管院长共同参与。

• 调查内容。患者对医院医疗服务质量和服务态度、环境设施、健康宣教以及各项便民服务的满意程度。

4）满意度统计方法

满意度调查表各调查指标分为5个等级,分别为很满意、满意、一般、不满意、很不满意。各等级对应的系数分别为100%、90%、70%、40%、0%,根据测评系数统计各指标的满意度,形成满意度汇总表,同时对各指标进行横向和纵向对比。

5）满意度信息反馈

院精神文明办公室将满意度测评结果向院领导和相关职能部门反馈。院精神文明办公室将患者信中提出的意见、咨询、求助和表扬归属到有关职能部门和科室给予登记、处理、答复。精神精神文明办公室负责一般的咨询、求助、给予联系解答工作。

工休座谈会的信息反馈由院精神文明办公室负责会议相关信息的整理,以会议纪要的方式向各个科室的科主任和护士长及分管院领导反馈,科主任和护士长在7个工作日内将整改措施反馈到院精神文明办公室,院精神文明办公室对存在的重点问题进行跟踪调查。

5. 记录

《患者满意度测评表》（LYHQ-R09-023）。

《临床医技部门对行政部门满意度测评表》（LYHQ-R09-024）。

《临床部门对医技部门满意度测评表》（LYHQ-R09-025）。

《满意度调查汇总表》（LYHQ-R09-026）。

《工休座谈会记录》（LYHQ-R09-027）。

## 2.32 突发事件处理程序（Q/LYHQ-232—2019）

### 1. 目的

为提高处置突发事件的能力,快速、有效地处置各类突发事件,预防和最大程度地减少突发事件及其造成的损害,维护医院的安全和稳定,特制订本突发事件管理程序。

2. 范围

适用于医院公共卫生事件、灾害性事件、社会治安事件等各种突发性事件的管理。

3. 职责

(1) 院长办公室负责突发事件的归口管理,负责突发事件发生时的统一组织、协调、处置和组织各相关职能部门制订应急预案,和各部门开展实施、演练,并进行评价。

(2) 各相关部门负责对相关责任突发事件组织人员参与处置,对人员进行应急预案培训,并组织人员参与演练。

(3) 突发应急事件处置领导小组负责突发应急事件发生时的领导、指挥、组织和处置。

4. 管理程序

1) 本院可能发生的突发事件

(1) 突发公共卫生事件:包括但不限于突然发生的、造成或可能造成社会公众健康严重损害的重大传染病疫情、群体性不明原因疾病、重大食品药品安全和职业危害、重大环境污染(包括生活供水污染)和生态破坏事件以及其他严重影响公众健康的事件。

(2) 突发灾害性事件:包括但不限于水灾、台风、地震等自然灾害性事件及火灾等人为灾害性事件;各类安全生产事故、交通事故、设施和设备事故等灾害性事件造成人员伤亡和(或)财产损失的事件。

(3) 突发社会治安事件:包括但不限于严重影响医院正常医疗秩序的恐怖袭击事件,重大民事和刑事案件、涉外突发事件,以及影响医院内部职工安全稳定的群体性事件等。

(4) 信息系统故障等突发意外事件;停电、水、氧及燃气等突发意外事件。

2) 突发事件的识别和应急预案的制订

(1) 院长办公室组织医院各相关部门根据部门职能和相关法律法规要求,识别可能发生的突发事件和风险。

(2) 院长办公室按照职责分管要求制订相应突发事件应急预案,并报院长。经上海市第六人民医院突发应急事件处置领导小组批准后发布实施。

(3) 各部门应根据所制订的突发事件应急预案组织学习培训,使有关人员理解并掌握正确处理突发事件的要求与方法。

3) 应急预案的演练

(1) 突发应急事件处置领导小组根据上级单位有关要求与本院实际情况确定应急预案演练方案与计划,院长办公室负责组织各部门进行演练。应对演练过程做好详细记录,演练结束后应予以评价、总结。

(2) 院长办公室应根据实际情况的变化,及时修订并完善应急预案。

4）突发事件的处置

（1）医院发生突发灾害性事件、突发社会治安事件、突发重大公共卫生事件和重大医疗安全事件的，全体职工有责任主动处理或协助处理，应根据事件灾害情况立刻电话报警、报消防、报急救，并同时报告科室负责人。

（2）科室负责人得知发生以上突发事件，必须立即第一时间报告有关职能科室及院长办公室（或行政总值班），严禁任何隐瞒行为。口头报告最迟不得超过 30 分钟，书面报告最迟不得超过 1 小时。报告的内容包括：事件、时间、地点、信息来源、事件起因和严重状态、基本过程、已造成的后果、影响范围、事件发展趋势、处置情况和已采取或拟采取的措施等。

工作日院长办公室接受报告（联系人：XXX　XXXXXX）；节假日医院行政总值班接受报告（值班手机：XXXXXX）。

（3）院长办公室或行政总值班接到突发事件报告后，应根据事件类型立即向分管院领导及院突发应急事件处置领导小组组长报告；院突发应急事件处置领导小组组长根据突发事件实际情况，决定是否启动相应突发事件应急预案，并决定是否向上级有关部门报告。

（4）突发应急事件领导小组启动相应突发事件应急预案后，负责指挥协调突发事件处置，医院有关部门负责人或备班人员应第一时间前往事件发生地点听从突发事件领导小组统一指挥。

（5）应急小组和相关部门人员应服从应急事件领导小组的指挥，按照应急预案的职责及时履行职责，投入工作，控制事态，减少伤害和损失额。

（6）突发事件应急处置过程中，院长办公室应及时追踪事态的进展情况，随时续报或反馈相关信息。

5）突发事件的后续工作

（1）突发事件应急处置结束后，院长办公室应配合上级主管单位积极稳妥、深入细致地做好善后处理工作。

（2）有关责任部门应按规定将突发事件的报告及处理记录制作成档案保存。

（3）院长办公室根据上级的具体要求，及时做好各类信息上报工作。

5. 记录

《应急预案演练方案》（LYHQ-R20-026）。

《应急预案演练记录》（LYHQ-R20-027）。

《应急预案评审总结报告》（LYHQ-R20-028）。

《突发事件记录》（LYHQ-R20-029）。

《突发事件报告》（LYHQ-R20-030）。

《应急预案年度演练计划》（LYHQ-R20-031）。

## 2.33 内部审核控制程序(Q/LYHQ-233—2019)

1. 目的

定期进行内部质量管理体系审核(以下简称"内部审核"),以确保质量管理体系持续有效运行,并为质量管理体系的改进提供依据。

2. 范围

本程序适用于对六院后勤内部质量审核活动的控制。

3. 职责

(1)后勤管理处和保卫科负责制订年度内部审核计划,并组织实施。

(2)各部门负责本部门内部审核计划的实施。

4. 工作程序

(1)内部审核的准备工作(表 2-7)。

表 2-7 内部审核工作表(一)

| 责任部门/人 | 流程 | 描述 | 记录 |
| --- | --- | --- | --- |
| 后勤管理处<br>保卫科 | 组成审核小组 | 审核小组成员:<br>1. 审核组长<br>2. 经过培训、通过考核的审核员 | 《内审计划》<br>《内部质量审核通知单》 |
| 后勤管理处办公室<br>保卫科办公室 | 内审员分工准备 | | 《内部质量审核通知单》 |
| 内审组长 | 编制审核专用文件 | 如受审部门对受审日期、受审项目有异议,可在 3 天内通知审核组协商安排 | 《内部质量审核检查表》 |
| 受审部门 | 受审部门迎审准 | | |

（2）内部审核（表 2-8）。

**表 2-8　内部审核工作表（二）**

| 责任部门/人 | 流程 | 描述 | 记录 |
|---|---|---|---|
| 后勤管理处保卫科 | | 由内审组长主持，审核人员及受审部门相关人员参加。重申审核计划明确末次会议的参加人员、地点、时间，内审员不应审核自己的工作 | 《会议记录》 |
| 审核员 | 首次会议<br>↓<br>现场审核<br>↓<br>内审组会议<br>↓<br>末次会议<br>↓<br>审核报告 | 审核方法：<br>1. 询问<br>2. 查阅文件和记录<br>3. 观察有关方面的工作现状和活动 | 《内部审核检查表》 |
| 内审组长 | | 内审组沟通内审情况，确定不合格项 | 《不合格服务纠正措施表》 |
| 后勤管理处保卫科 | | 由内审组长主持，受审部门对相关《内审检查表》进行确认，并就不合格项按《不合格服务纠正措施表》的规定限期完成 | 《不合格服务纠正措施表》《会议记录》 |
| 后勤管理处保卫科 | | 就本次内审情况进行总结，编制《内审质量审核报告》，经管理者代表批准发至各部门 | 《内部质量审核报告》 |

（3）纠正措施的实施。

按《纠正措施控制程序》（Q/LYHQ-237—2019）的规定实施。

5. 相关文件

《文件控制程序》（Q/LYHQ-201—2019）。

《服务评价与考核程序》（Q/LYHQ-230—2019）。

《纠正措施控制程序》（Q/LYHQ-237—2019）。

6. 相关记录

《内部质量审核通知单》（LYHQ-R09-018）。

《内部质量审核检查表》（LYHQ-R09-019）。

《内部质量审核报告》（LYHQ-R09-020）。

《不合格服务纠正措施表》（LYHQ-R09-022）。

# 2.34　不合格服务控制程序（Q/LYHQ-234—2019）

1. 目的

对不合格服务进行识别和控制，确保各项服务符合规定要求。

## 2. 范围

本程序适用于对六院后勤的服务提供过程中不合格服务的控制。

## 3. 职责

(1) 后勤管理处和保卫科负责组织对不合格服务的处置和归口管理。

(2) 各责任部门负责对各自不合格服务及时采取纠正措施。

## 4. 工作程序(表2-9)

表2-9　工作程序表

| 责任部门/人 | 流程 | 描述 | 记录 |
| --- | --- | --- | --- |
| 后勤管理处<br>保卫科<br>责任部门 | | 通过检查和内审、顾客投诉、意见反馈和顾客沟通等,对不合格进行识别 | 《不合格服务纠正措施表》"不合格来源"栏及"不合格现象描述"栏 |
| 后勤管理处<br>保卫科 | 不合格的识别 | 填写《不合格服务纠正措施表》,决定采取何种补救措施 | 《不合格服务纠正措施表》"补救措施栏" |
| 责任部门 | 采取补救措施<br>验证(不合格) | 由责任部门负责对补救措施的执行情况进行验证 | 《不合格服务纠正措施表》"补救措施的落实与验证"栏 |
| 责任部门 | 判断(合格) | 由责任部门判断是否需要采取纠正措施 | 《不合格服务纠正措施表》"是否采取纠正措施"栏 |
| 责任部门 | 原因分析(需要) | 由责任部门分析采取纠正措施的原因 | 《不合格服务纠正措施表》"根本原因分析"栏 |
| 责任部门 | 制订纠正措施 | 由责任部门根据相关的不合格原因制订相应的纠正措施 | 《不合格服务纠正措施表》"建议采取的纠正措施"栏 |
| 责任部门<br>责任班组 | 落实纠正措施<br>验证 | 纠正措施落实到相关的部门、班组、人员,落实的时间以及怎样落实,并做好记录 | 《不合格服务纠正措施表》"纠正措施的落实"栏 |
| 后勤管理处<br>保卫科 | 归档(合格) | 后勤管理处和保卫科对有关纠正措施的有效性进行验证,并将验证情况记录在案。如验证不合格则重新采取新的纠正措施 | 《不合格服务纠正措施表》"纠正措施的落实"《不合格服务纠正措施表》栏 |
| 后勤管理处<br>保卫科 | | 《不合格服务纠正措施表》由中心办公室质量管理组记录、归档 | |

流程图:不合格的识别 → 采取补救措施 → 验证(不合格→采取补救措施;合格→判断) → 判断(不需要→归档;需要→原因分析) → 原因分析 → 制订纠正措施 → 落实纠正措施 → 验证(不合格→原因分析;合格→归档) → 归档

5．相关文件

《内部审核程序》(Q/LYHQ-233—2019)。

6．记录

《不合格服务评审及处理表》(LYHQ-R09-022)。

## 2.35 数据分析控制程序(Q/LYHQ-235—2019)

1．目的

通过收集和分析数据,确定顾客对六院后勤的满意程度,确保质量管理体系的适宜性和有效性。

2．范围

本程序适用于六院后勤服务过程中,对反映过程能力和服务特性的数据进行收集和分析的控制。

3．职责

(1)后勤管理处和保卫科负责本程序的归口管理,并负责效果验证。

(2)后勤管理处和保卫科办公室负责数据收集、分析人员的培训。

(3)各部门负责具体实施。

4．工作程序(表 2-10)

表 2-10 工作程序表

| 责任部门/人 | 流程 | 描述 | 记录 |
|---|---|---|---|
| 后勤管理处<br>保卫科<br>责任部门 | 数据收集 → 数据的汇总和统计 | 数据的收集对象及周期<br>1. 顾客满意度数据;(1次/月)<br>2. 服务提供的符合性数据;(1次/月)<br>3. 服务或产品供方的数据。(1次/半年) | |
| 责任部门 | 数据的分析 | 各责任部门负责各项数据的汇总并上报后勤管理处和保卫科。<br>后勤管理处和保卫科负责对各项汇总数据进行统计,并对数据的准确性进行核实 | 《统计数据汇总表》 |
| 后勤管理处<br>保卫科 | 分析结果的改进 → 验证 | 后勤管理处和保卫科负责对数据进行分析,确定成果及发现需要改进的方面,并提交数据分析报告 | 《数据分析报告》 |
| 后勤管理处<br>保卫科<br>责任部门 | (不合格) 合格 → 归档 | 后勤管理处和保卫科负责组织各责任部门对发现问题采取纠正;对潜在问题采取预防措施。数据分析报告作为管理评审输入及修正质量目标的依据 | 《不合格服务纠正措施表》《预防措施表》 |

（续表）

| 责任部门/人 | 流程 | 描述 | 记录 |
| --- | --- | --- | --- |
| 后勤管理处<br>保卫科 | | 后勤管理处和保卫科负责对分析结果的改进措施进行验证 | 《不合格服务纠正措施表》《预防措施表》 |
| 后勤管理处<br>保卫科 | | 后勤管理处和保卫科负责各项数据的归档 | |

5. 相关文件

《记录控制程序》（Q/LYHQ-202—2019）。

《管理评审程序》（Q/LYHQ-203—2019）。

《服务提供的控制程序》（Q/LYHQ-225—2019）。

《顾客满意度调查程序》（Q/LYHQ-231—2019）。

《持续改进控制程序》（Q/LYHQ-236—2019）。

《纠正措施控制程序》（Q/LYHQ-237—2019）。

《预防措施控制程序》（Q/LYHQ-238—2019）。

6. 记录

《统计数据汇总表》（LYHQ-R05-005）。

## 2.36　持续改进控制程序（Q/LYHQ-236—2019）

1. 目的

通过不断地发现和改进工作中的不足,确保组织服务质量持续提高。

2. 范围

本程序适用于对六院后勤和各社会机构管理和服务工作的持续改进。

3. 职责

（1）后勤管理处和保卫科负责收集持续改进的信息,并汇总、分析、判断和提出改进方案。

（2）各部门根据后勤管理处和保卫科改进方案组织实施。

4. 工作程序

1）持续改进的信息来源

（1）后勤管理处和保卫科在内部检查和内审中发现的不足和对各类数据的汇总分析。

（2）在管理评审中反映的不足。

（3）外部审核中发现的不足。

（4）医院有关部门对后勤管理处和保卫科各部门服务过程的考核。

（5）顾客对后勤服务的投诉。

（6）质量目标的实现情况。

（7）职工提出的意见和建议。

2）持续改进的信息识别

（1）能消除服务提供过程中对顾客和工作安全隐患的。

（2）能缩短对顾客产生不良影响的时间。

（3）能控制对顾客产生不良影响的范围。

（4）能消除院方多次干预问题而产生的不信任感。

（5）能提高服务提供的满意率。

（6）能减少顾客投诉。

3）分析判断能持续改进的要素

（1）对顾客的需求进一步了解。

（2）有完善和切实可行的制度并得到有效实施。

（3）有较充分的资源保证。

（4）严格控制服务提供过程中对服务质量有重要影响的主要环节。

（5）完善与顾客、部门之间和员工的有效沟通渠道。

4）持续改进的措施

（1）根据上述第3）点中分析判断的结果，确定相应的改进措施：

• 对发现的不足按《纠正措施控制程序》（Q/LYHQ-237—2019）和《预防措施控制程序》（Q/LYHQ-238—2019）执行，以消除不合格或潜在不合格的原因。

• 对发现的信息沟通的不足，根据《信息沟通控制程序》（Q/LYHQ-204—2019）的规定实行。

（2）对所采取的改进措施由中心负责跟踪，确保有效。

5. 相关文件

《信息沟通控制程序》（Q/LYHQ-204—2019）。

《纠正措施控制程序》（Q/LYHQ-237—2019）。

《预防措施控制程序》（Q/LYHQ-238—2019）。

6. 记录

《不合格服务纠正措施表》（LYHQ-R09-022）。

## 2.37 纠正措施控制程序(Q/LYHQ-237—2019)

1. 目的

对潜在的不合格原因进行调查分析、采取措施,以避免问题的发生。

2. 范围

本程序适用于六院后勤对纠正措施的提出、确认、实施与验证的控制。

3. 职责

(1) 医院后勤管理处和保卫科负责纠正措施的信息收集、分析、组织实施和效果评估。

(2) 各部门负责本部门纠正措施的制订和具体实施。

(3) 后勤管理处和保卫科负责对纠正措施实施过程的检查和监督。

4. 工作程序(表 2-11)

1) 纠正措施信息输入

后勤管理处和保卫科在管理过程中将收集以下质量信息:

- 顾客提出的意见、建议和投诉。
- 院精神文明办公室的测评意见。
- 院日常检查中发现的问题。
- 职工的合理化建议。

2) 不合格原因分析

(1) 后勤管理处和保卫科每季度组织各部门对上述第 1)点中的质量信息进行分析,寻找潜在的不合格因素,并确定是否需要采取预防措施。

(2) 若确定需要采取纠正措施,由各有关部门根据潜在的不合格原因制订相应的预防措施计划。

(3) 纠正措施计划经后勤管理处和保卫科负责人批准后,由责任部门实施。

3) 纠正措施实施

(1) 部门负责人应对纠正措施的实施过程进行检查和控制。

(2) 部门负责人应在纠正措施实施完毕后,向主任报告实施情况。

4) 纠正措施有效性评审

(1) 后勤管理处和保卫科对执行纠正措施的有效性进行验证。

(2) 当未达到纠正目的时,应按上述第 2)、第 3)点执行。

(3) 各部门应将验证有效的纠正措施纳入管理文件,并修改、补充到相关的管理文件中。

(4) 后勤管理处和保卫科对采取和实施纠正措施情况进行总结,作为管理评审的内容之一。

表 2-11  工作程序表

| 责任部门/人 | 流程 | 描述 | 记录 |
|---|---|---|---|
| 责任部门 | 产品实现和服务提供过程的不合格 | 识别不合格项:体系运行过程中的不合格项、管理评审中的不合格项等 | 《不合格服务纠正措施表》 |
| 责任部门 | 及时采取措施 | 立即采取措施制止不合格的继续发生 | 《不合格服务纠正措施表》 |
| 责任部门 | 确定不合格因素 | 查找引起不合格的根本原因 | 《不合格服务纠正措施表》 |
| 责任部门 | 制订纠正措施 | 制订纠正措施及其事实计划,从根本上消除不合格的再发生 | 《不合格服务纠正措施表》 |
| 责任部门 | 实施纠正措施 | 按计划组织实施纠正措施 | 《不合格服务纠正措施表》 |
| 后勤管理处保卫科 | 跟踪检查措施的实施 | 对纠正措施的实施情况进行跟踪、督促、检查、协调和指导 | 《不合格服务纠正措施表》 |
| 后勤管理处保卫科 | 有效性评价 | 对纠正措施的实施效果进行评价和确认 | 《不合格服务纠正措施表》 |
| 后勤管理处保卫科 | 纠正措施结束 | 整理、归档纠正措施实施过程的文件、记录 | 《不合格服务纠正措施表》 |

5. 记录

《纠正措施表》(LYHQ-R09-023)。

## 2.38  预防措施控制程序(Q/LYHQ-238—2019)

1. 目的

对潜在的不合格原因进行调查分析、采取措施,以避免问题的发生。

2. 范围

本程序适用于六院后勤对预防措施的提出、确认、实施与验证的控制。

3. 职责

(1)后勤管理处和保卫科负责预防措施的信息收集、分析、组织实施和效果评估。

（2）各部门负责本部门预防措施的制订和具体实施。

（3）分管院长负责对预防措施实施过程的检查和监督。

4．工作程序(表 2-12)

表 2-12　工作程序表

| 责任部门/人 | 流程 | 描述 | 记录 |
|---|---|---|---|
| 责任部门 | 确认是否采取预防措施 | 1. 潜在的较大经济损失；<br>2. 潜在的安全隐患；<br>3. 会造成满意率下降 | 《预防措施表》 |
| 责任部门 | 预防措施的输入信息<br>分析潜在不合格原因 | 1. 顾客提出的意见、建议和投诉；<br>2. 院精神文明办公室的测评意见；<br>3. 院日常检查中发现的问题；<br>4. 职工的合理化建议 | 《预防措施表》 |
| 责任部门 | 制订预防措施 | 查找潜在不合格的原因 | 《预防措施表》 |
| 责任部门 | 实施预防措施 | 制订预防措施及其实施计划，从根本上消除潜在不合格的情况的发生 | 《预防措施表》 |
| 责任部门 | 跟踪检查措施的实施 | 按计划组织实施预防措施 | 《预防措施表》 |
| 后勤管理处保卫科 | 验证实施效果 | 对预防措施的实施情况进行跟踪、检查、协调和指导 | 《预防措施表》 |
| 验证实施效果后勤管理处保卫科 | 有效 | 对纠正措施的实施效果进行评价和确认 | 《预防措施表》 |
| 后勤管理处保卫科 | 纠正措施结束 | 整理、归档纠正措施实施过程的文件、记录 | 《预防措施表》 |

1）预防措施信息输入

后勤管理处和保卫科在管理过程中将收集以下质量信息：

• 顾客提出的意见、建议和投诉。

• 院精神文明办公室的测评意见。

• 院日常检查中发现的问题。

• 职工的合理化建议。

2）不合格原因分析

（1）后勤管理处和保卫科每季度组织各部门对上述第1)点中的质量信息进行分析,寻找潜在的不合格因素,并确定是否需要采取预防措施。

（2）若确定需要采取预防措施,由各有关部门根据潜在的不合格原因制订相应的预防措施计划。

（3）预防措施计划经分管院长批准后,由责任部门实施。

3）预防措施实施

（1）部门负责人应对预防措施的实施过程进行检查和控制；

（2）部门负责人应在预防措施实施完毕后,向分管领导报告实施情况。

4）预防措施有效性评审

（1）后勤管理处和保卫科对执行预防措施的有效性进行验证。

（2）当未达到预防目的时,应按上述第2)、第3)点执行。

（3）各部门应将验证有效的预防措施纳入管理文件,并修改、补充到相关的管理文件中。

（4）后勤管理处和保卫科对采取和实施预防措施情况进行总结,作为管理评审内容之一。

5. 记录

《预防措施表》(LYHQ-R09-023)。

# 3 作业指导书

作业指导书是指为保证过程的质量而制订的程序。作业指导书也是一种程序,是对具体的作业活动明确工作指令或操作规范、操作规程、工作指引等。作业指导书从员工和岗位的角度出发,使员工对岗位工作全面了解,包括指导采取哪些防范措施可避免工作中可能遇到的危害、风险和隐患。作业指导书可以提高员工的操作能力,提升班组的管理水平,达到安全、高效、节能运行的目标。岗位工作人员对岗位作业指导书的内容都应了解,并在工作中切实贯彻落实,才能在工作中做到遵章守纪、减少事故的发生和对员工本身的伤害。

作业指导书包括岗位描述、岗位工作目标和要求、安全职责、岗位职责、巡回检查路线和检查标准、工作规范(内容)、隐患分析及削减措施、系统内设备操作规程和参数、系统内工艺流程图、管理制度、应急预案、常用法律法规、标准目录及附录。为增强可操作性,更切合实际岗位标准,可以根据岗位情况增加或减少相应内容。根据 PDCA[计划(Plan)、实施(Do)、检查(Check)、行动(Action)的首字母组合简称]原则,在实施过程中,对出现问题或需要补充的地方,进行全面分析,及时修订和完善补充,做到持续改进,使岗位作业指导书一直有实效性。

本节中包括有25项岗位的作业指导书,包括运行岗位的动力设备机房医用气体、锅炉、空调和配电等;服务岗位的采购、仓储、运送、电梯操作、保洁和绿化养护等;以及其他岗位如污水处理、太平间管理等。目前这些项目由不同外包专业公司和医院后勤班组实施,明确作业指导书有助于同质化管理,满足安全生产要求,确保服务质量。

## 3.1 中央空调操作作业指导书(Q/LYHQ-300—2019)

1. 目的

对设备机房中央空调的操作进行规范,保证中央空调设备安全有效地运行。

2. 适用范围

适用于设备机房中央空调操作的管理。

3. 职责

(1)设备机房组长负责检查和监督。

(2)设备机房工作人员负责操作。

4．工作程序

1）准备与检查工作

（1）冷却水泵操作

打开冷却水泵的进出水阀，给水泵送电，检查运转情况。

（2）冷冻水泵操作

打开冷冻水泵的进出水阀，给水泵送电，检查运转情况。

（3）冷水机组操作

- 合上所开机组配电柜闸刀，接通电源。
- 确认滑阀处于最小位置。
- 确认油温参数在20 ℃以上、油槽油位在视油镜1/2以上。
- 启动冷却塔风机。
- 确认冷凝器、蒸发器水温及水流正常（流量计正常显示、冷凝水温接近常温，蒸发水温接近循环温度）。
- 待各辅助设备正常运转5～10分钟后，方可开启冷水机组。

2）启动冷水机组

（1）按下机组启动按钮至"O"，等待30秒后机组起动。

（2）运转后机组无异声。

（3）确认三压正常。

冷凝压力：1.0～1.6 MPa；蒸发压力：0.3～0.6 MPa；油压：0.6～0.7 MPa。

（4）确认电压、电流表正常。

电压：380 V；电流：140～500 A。

3）确认记录

确认一切正常后做第一次记录。

4）巡检

运转30分钟巡检一次。

（1）"三压"指示正常［按上述第2）点内第（3）小点标准］。

（2）"二表"指示正常［按上述第2）点内第（4）小点标准］。

（3）冷却水、冷冻水进出压力、温度正常（冷却水最高不超过32 ℃，冷冻水控制在7.2 ℃左右），无大幅度上升或下降。

（4）冷冻油的油温、油压、油位正常［按上述第1）点内第（3）小点及第2）点内第（3）小点标准］。

（5）确认机组各部件无漏油、漏液现象［按上述第1）点内第（3）小点标准］。

（6）若发现机组运行不在标准范围，应予以调整，无法调整的立即停机，通知维修人员到场处理并做好记录。

（7）夏季冷水机组运行原则如下。

• 冷却水泵：当水泵在变频状态下，机组冷却水出水温度＞35 ℃时，提升变频频率直至 50 Hz。当 3 台水泵都在 50 Hz 运行且机组冷却水出水温度还在上升时，增加 1 台冷却水泵（工频）。

• 冷冻水泵：当水泵在变频状态时，根据系统供水需求（空调系统压力不低于 0.62 MPa），提升变频频率直至 50 Hz。当 3 台水泵都在 50 Hz 时，增加水泵（工频）。增加机组后视运行压力，增加冷冻水泵。

• 冷却塔：冷水机组运行时，视机组上冷却水出水温度合理调整冷却塔变频频率，合理调节冷却水流量，直至全部在 50 Hz 运行后改用工频运行。

• 增加机组：当机组运行的负载＞95％时，增加 1 台机组。

• 减少机组：冷冻机组运行中，滑阀开启度（运行台数的总值）除以运行台数≤80％时，关 1 台机组（运行时间最长的或有异声的）。

（以上增减以实际运行负载为准。）

5）运行记录

运行中每 2 小时做 1 次记录。

6）停机

（1）正常停机（遥控停机）

• 主页→登入→√→9675→√→设定值→设置→操作→控制来源→▶→ISN 综合网→√→控制来源→◀→现场→√→系统→登出。

• 待机组运转至常温后关闭相对应的冷却塔、冷却泵。

（2）紧急停机

• 机组在运行中发出异声或停电、停水等情况，立即将开机按钮按至"丨"；

• 及时向班组长汇报并做好故障停机记录；

• 待维修人员排除故障后方可按第上述 2)点重新启动，按上述第 3)点重新记录。

7）冬季运行采暖操作规程

（1）水汀供应范围：医技楼、动物实验楼、职工浴室和制剂楼。水汀用热交换器 1 台。水汀温度：供水水温＝56 ℃－室外实际温度。

（2）热空调供应范围：与冷空调供应范围相同。热空调用热交换器 2 台。热空调温度：供水水温＝51 ℃－室外实际温度。

（3）控制压力：空调循环水压力保持在 0.6 MPa 左右，水汀循环水压力保持在 0.2～0.4 MPa，蒸汽压力 0.3～0.4 MPa。

（4）采暖交换器与热水交换器相同，参照供水作业指导书，操作相同。每 2 小时巡视 1 次，每 2 小时做 1 次记录。

8)区域内设备保养与整洁

(1)区域各系统的划分:冷冻机组区域、冷媒水泵区域、冷却水泵区域、冷却塔区域、水汀区域及热空调区域。

(2)各区域内设备是一个整体,包括地面、设备表明、管道压力表、阀门和过滤器等。

(3)由各主班负责,按已划分好的包干区域做好设备清洁工作,及时发现"跑、冒、滴、漏"等现象。

9)中央空调机房管理

(1)非机房工作人员禁止进入中央空调机房,若需进入,应经设备机房组长同意,并在工作人员的陪同下进入。

(2)空调机组运行时,值班人员应按时巡检,检查各项参数、状态正常,如有异常,应及时调整处理,认真做好交接班工作,并做好设备运行记录。

(3)保持机房内管道及设备标识完好有效。

(4)机房内应备齐消防器材、防毒用品,并放置在方便、显眼处。

(5)每班打扫1次机房卫生。每周清洁1次机房内的设施设备,保证地面、天花板、门窗、墙壁、设施设备表面无积尘、无油渍、无锈蚀、无污物。

(6)每年配合维保单位对机房的设备进行1次全面保养,确保机组的良好运行。

5.相关文件

《供水作业指导书》(Q/LYHQ-237—2019)。

6.记录

《冷水机组运行记录》(LYHQ-R20-004)。

《生活用水运行记录》(LYHQ-R20-005)。

《夏季空调运行记录》(LYHQ-R20-008)。

《冬季空调运行记录》(LYHQ-R20-009)。

《空调循环水泵运行电流记录》(LYHQ-R20-010)。

# 3.2　空气压缩机组作业指导书(Q/LYHQ-301—2019)

1.目的

对设备机房空气压缩机操作进行规范,保证空气压缩机设备安全有效地运行。

2.范围

适用于动力保障科设备机房空气压缩机组操作的管理。

3.职责

(1)设备机房组长负责检查。

（2）设备机房工作人员负责操作。

4．工作流程

1）准备

（1）确保各使用部位阀门打开。

（2）接通空压机组电源。

（3）确保空压机组有电源。

（4）打开干燥机，指针在绿色范围为正常。

（5）开启空压机组。

2）检查

（1）确保机组油压正常；运行时比运行压力高≤0.5 MPa。

（2）输出压力：0.4～0.65 MPa。

（3）贮气罐每班应排污。

3）巡检

（1）运转后每2小时巡检1次，并确保：

- 供气压力正常。

- 油压正常。

- 无漏气、漏油，无异声。

（2）保证各机组表面及管道表面上无灰尘。

4）抄表

正常运转后每2小时抄表1次。

5）停泵

（1）关闭空压机组电源。

（2）关闭冷凝机组。

6）空压机的保养

（1）每日保持空压机表面及周边场地清洁。

（2）每周检查并确保：

- 润滑油的油位在中线稍上方，不足则添加。

- 过滤器清洁，按运行时长更换。

- 机体内各调整螺丝固定，皮带每月检查1次，每年更换1次。

（3）每6个月维护工作：

- 按运行时长更换气油分离器及油分离器。

- 按运行时长更换润滑油。

7）干燥机的保养

（1）日常保养工作：

- 保持干燥机机体清洁。
- 检查并确保自动排水正常排放。

(2) 每周清洁冷凝器。

5. 相关记录

《医用气体运行记录》(LYHQ-R20-006)。

# 3.3　真空泵操作作业指导书(Q/LYHQ-303—2019)

1. 目的

对设备机房真空泵操作进行规范,保证真空泵设备安全有效地运行。

2. 范围

适用于动力保障科设备机房真空泵操作的管理。

3. 职责

(1) 设备机房组长负责检查。

(2) 设备机房工作人员负责操作。

4. 工作流程

1) 准备

(1) 打开对应机组冷却水与吸气阀门。

(2) 确保冷却水水位正常。

2) 启动

(1) 接通需运转泵的电源。

(2) 检查泵运转至上限(−0.06 MPa)时是否停止。

(3) 检查泵停止至下限(−0.04 MPa)时是否启动。

(4) 泵运转时无异声。

3) 巡检

每2小时巡检1次并确保:

(1) 压力正常;

(2) 泵体温度正常;

(3) 运转中无异声;

(4) 发现问题由主班负责及时解决,无法解决的联系设备机房组长

每2小时做1次运行压力记录。

4) 停泵

切断电源,关闭吸气阀门及冷却水阀门。

5）运行方式

1♯、2♯泵可相互切换。备用泵气、水阀门常开,当压力低于$-0.038$ MPa时自动启动。

5. 相关记录

《医用气体运行记录》(LYHQ-R20-007)。

# 3.4　液氧操作作业指导书(Q/LYHQ-304—2019)

1. 目的

对设备机房液氧操作进行规范,保证液氧设备安全有效地运行。

2. 范围

适用于动力保障科设备机房液氧操作的管理。

3. 职责

(1) 设备机房组长负责检查。

(2) 设备机房工作人员负责操作。

4. 工作流程

1）供气

(1) 应处于开启状态的阀门:

· 增压器输出阀。

· 安全泄放选择阀。

· 液体输出阀。

(2) 应处于关闭状态的阀门:

· 增压开启阀。

· 气体排放阀。

· 液体输出阀。

2）步骤

确认以上阀门正确开关状态后开始供气,步骤如下:

· 缓慢打开增压开启阀,槽罐在自增压装置作用下压力逐步上升到压力调节器的设定压力。

· 确认外汽化器阀门处于开启状态。

· 逐渐打开液体输出阀,液氧进入汽化器蒸发出氧气。

· 打开减压装置阀门(在机房内,一般常开)即可对系统供氧。

· 检查压力装置出口压力设定值,汽化压力$0.5\sim0.7$ MPa;系统压力$0.4\sim0.6$ MPa,若不符则调节压力调节器。

3）停气

在接到停气通知按以下步骤操作：

- 关闭增压开启阀。
- 关闭液体输出阀。
- 关闭减压装置后阀。

4）巡检内容

（1）操作人员应坚守岗位，每 2 小时巡检 1 次，并记录液面及系统压力。

（2）当使用槽罐液面低于刻度 20 时，通知气体供应公司送液氧。当使用槽罐液面低于刻度 8 时，切换备用槽罐。

（3）氧站管道上各部件是否有腐蚀、漏气。

（4）气化系统的结霜情况（冬季：蒸发器出口不易结霜）。

（5）一般问题由当班主班负责解决，无法解决时，联系气体供应公司报修，并逐级向上汇报。

（6）每班保证液罐范围内的工作场地清洁。

5）特殊情况下的操作

（1）罐内压力一般在压力调节器设定好以后能自动保持设定压力。

（2）二台槽罐安全泄放选择阀为三通截止阀，操作方法是或左面水平、或右面水平。若发生超压引起安全阀起跳时，应将安全泄放选择阀切换位置，主动联系相关气体公司报修，并逐级向上汇报。

（3）槽罐上未提及阀门一般情况下不需操作。

6）紧急处理程序

启动备用槽：

- 备用槽罐作为切换或应急使用，安全泄放选择阀常开，增压开启阀常关，以确保压力正常。
- 当使用槽罐出现故障或低液位报警时，切换备用槽罐并通知气体供应公司。电话×××××。

7）安全及注意事项

（1）在气站 5 米范围内严禁有明火，管路、阀门及作业工具不能接触油脂与炭化物，气站 30 米内不应有建筑物。

（2）操作人员不得在无低温防护用品的情况下触摸低温状态下的阀门及管路，以免造成冻伤。

（3）悬挂禁火标牌，无关人员不得入内。

（4）消防器材应放在醒目、容易拿到的地方，并定期检查或更换。

**5.相关记录**

《医用气体运行记录》(LYHQ-R20-007)。

# 3.5　瓶装气体操作作业指导书(Q/LYHQ-305—2019)

**1.目的**

对设备机房瓶装气体操作进行规范,确保瓶装气体发放安全。

**2.范围**

适用于动力保障科设备机房瓶装气体发放的管理。

**3.职责**

(1)设备机房组长负责检查。

(2)设备机房工作人员负责操作。

**4.工作流程**

1)气体种类

氧气 $O_2$、纯氮气 $N_2$、氩气 Ar、二氧化碳 $CO_2$、液氮 $LN_2$、特殊气体等。

2)管理

(1)气体借用:借用部门应开具借条,由医务处盖章,后勤管理处同意。在借条上写明气种、数量、用具等,若使用时间超过3天,应到后勤管理处办理领用手续。夜间急用由科室住院总或总值班签字的,第二天应补办借用手续。特殊气体(多元气:混合气体)应提前5天联系。

(2)气体领用:需长期使用、备用瓶装气体的部门,应至后勤管理处办理长期领用手续。

(3)使用科室每次更换钢瓶,应登记日期、科室名称、气体种类、借用数量、有无空瓶及领取人姓名。

(4)发放人员应按照钢瓶上所贴出厂日期的先后发放,避免长期积压。

(5)空瓶、满瓶各自分开,各品种的钢瓶应严格按要求堆放在规定的区域内。

(6)根据不同气体的实际数量与使用数量,及时通知申威气体公司送货。

(7)特殊气体钢瓶更换需要双岗两人相互确认并签字。

3)要求

对于长期借用部门应做周期性检查,对于长期备用而不使用的部门应督促其半年换1次钢瓶,至相关部门做压力测试,以确保每只钢瓶的安全系数。

4)清洁

每天清扫1次,保持场地整洁。

## 5. 相关记录

（无）

# 3.6　供水作业指导书（Q/LYHQ-306—2019）

**1. 目的**

对设备机房供水操作进行规范,保证供水设备安全有效地运行。

**2. 范围**

适用于动力保障科设备机房供水操作的管理。

**3. 职责**

(1) 设备机房组长负责检查。

(2) 设备机房工作人员负责操作。

**4. 供水设备操作规程**

1) 热交换器

(1) 操作前检查:

- 打开热交换器进出水阀门。
- 打开蒸汽阀阀门,蒸汽压力在 0.4 MPa 以上(未使用状态)。
- 排污阀门关闭。

(2) 开启:

- 打开蒸汽电磁阀供气并调整感温线,使其达到所要求温度:夏季不超过 55 ℃;冬季在 60 ℃左右。
- 感温线自控装置正常工作。
- 水压在规定范围内。低区:0.38～0.42 MPa;高区:0.75～0.8 MPa。

(3) 设备性能及供应区域:

1♯、2♯、3♯交换器组成低区供水系统,供水压力 0.4 MPa 左右。供应范围:病房楼南区 1～7 楼、门急诊、医技楼、动物房、职工浴室、职工食堂和经济旅馆等。4♯、5♯交换器组成高区供水系统,供水压力 0.7 MPa 左右。供应病房楼 8～15 楼。

2) 生活用冷水操作规程

(1) 操作前检查:

- 城市供水水箱是否满水位。
- 水泵进出阀门是否处于开启状态。

(2) 生活水泵工作压力:

低区生活水泵 3 台(变频控制),供应压力 0.4 MPa。供应范围为锅炉房、制剂楼、职工浴室、职工食堂、动物实验楼、设备科楼、经济旅馆、行政楼、病房楼 3～7 楼、门急诊、医技楼 3 楼及以上楼面。设备机房 1♯、2♯、3♯热水交换器供水。

高区生活水泵三台(变频控制),供应压力 0.7 MPa 左右。供应范围为病房楼南区 8～15 楼生活用冷水,设备机房 4♯、5♯热水交换器供水。

3)巡检

(1)每 2 小时巡视 1 次,每 2 小时记录 1 次。

(2)每班检查水泵润滑油,及时增加、替换。各设备表面清洁。

(3)各系统出水压力、温度正常[按上述第 1)、第 2)点中表示运行正常]。若发现异常,应及时予以调整。

(4)各供水系统中的管道、阀门等无腐蚀及漏水情况。

(5)若故障无法调整,立即进行修理,由当班主班负责。无法解决的,应关闭所有阀门及电源,通知维修人员并做好故障记录。

(6)当发生停电或蒸汽阀感温线失控时,关闭蒸汽阀阀门,打开蒸汽旁通阀手动加温。立即通知维修人员并做好故障记录。待维修人员排除故障后恢复自动控制。

4)停用

(1)关闭蒸汽电磁阀、蒸汽阀门。

(2)关闭出水阀门。

5)保养

(1)各交换器工作阀门使用灵活。

(2)水泵润滑油正常。

(3)各交换器、水泵、管道表面无灰尘。

(4)热交换器由夜班负责定期排污,并做好记录。

6)排污流程

关闭需排污的交换器电源、蒸汽、进水阀门,打开排污阀门 3～5 分钟后关闭。20 分钟后再次打开排污阀 3～5 分钟关闭。恢复所有阀门,启用。

5. 相关记录

《生活用水记录》(LYHQ-R20-005)。

## 3.7　绿化养护组作业指导书(Q/LYHQ-307—2019)

1. 目的

对绿化园地养护进行规范,确保医院环境优美。

2. 范围

适用于绿化养护组对院内绿化、花房以及苗地的管理和养护。

3. 职责

外包服务机构管理科绿化养护组负责医院地域的养护管理。

4. 工作流程

(1) 冬翻是 12 月～次年 1 月进行冬翻,清除石块、杂物、杂草。

(2) 中耕锄草是 3～11 月按季节变化进行中耕锄草,基本保持常年无杂草丛生。

(3) 树木修剪。

- 乔木:落叶树主要在落叶后至萌芽前第 1 次,6 月份补修剪 1 次。
- 常年绿树:上半年 1 次,下半年 1 次(生长期结束)。
- 花灌木:根据不同品种按季节进行不同方法的整形、抽稀、修剪,每年 2 次;
- 绿篱修剪:每年修剪不少于 10 次。
- 球类修剪:瓜子球每年修剪 4 次,小叶女贞球每年修剪 6 次,火棘球每年修剪 8 次(生长期修剪)。
- 病虫害防治:按不同季节不同的病虫害种类做好各阶段的防治工作,做到常年无明显病虫害,每年防治不少于 12 次,防治率不低于 95%。
- 各种草花坛按季节调换草花 3～4 次,及时松土。
- 草坪轧草,每年 4～11 月轧草 3 次,草坪无高大杂草,做好补缺、加土施肥工作。
- 夏季做好抗旱、浇水、防台、防汛工作,吹倒的树木及时扶正、立架、扎缚。夏季浇水上午 06:00—10:00,下午 16:00—19:00。
- 负责医院开会摆花工作(开会者提前 1～2 天通知,会后及时收花)。

(4) 做好合同评审程序。

(5) 做好工作记录与资料保存工作。

(6) 每天检查工作的完成情况。

(7) 绿地内的标牌应字迹清楚、构件完整,材质、色彩应与绿地景观、环境协调。

5. 相关记录

(无)

## 3.8　建筑物维护作业指导书(Q/LYHQ-309—2019)

1. 目的

对医院建筑物进行日常维护、控制,确保医院建筑物的完好。

2. 范围

适用于医院所有建筑物及道路、停车场的维护。

3. 职责

（1）后勤管理处负责制订年度维护保养计划，负责对维护施工中质量、安全和工程结束后的验收。

（2）后勤管理处处长负责工程数量的核定，预决算的审核。

4. 工作程序

1）维护保养计划制订的依据

（1）院方合同中所规定的要求及时间期限。

（2）建筑物及其功能的实际情况。

2）维护保养计划的制订及审批

（1）建筑物维护计划分年度计划、季度计划两类。

（2）外包商根据上述第1)点制订建筑物维护年度计划。

（3）后勤管理处根据上述第2)点内第(2)小点制订季度计划及月度作业计划。

（4）突发性的维护工作由后勤管理处及时作出安排。

（5）维护工作计划应包括项目名称、维护理由和目的、预算金额及施工起止时间。

（6）维护工作年度和季度计划由后勤管理处处长负责审批。

3）维护工作的实施

（1）工程部应按计划和维护情况提出施工单位建议名单，由中心组织评审，经后勤管理处处长批准后确定施工单位。

（2）外包商按实施计划明确施工范围、施工材料、质量要求、安全防护、检验、保修要求和工期。

（3）外包商对涉及停水、停电、停气或影响院方正常工作等情况，应在施工前以书面形式告知院方，经院方同意后方可安排施工。

（4）外包商应对施工过程中可能造成其他部位的损坏有足够的估计并实施预防措施。

（5）外包商应按"维护保养施工监督管理细则"的规定对施工过程进行严格监督管理。

（6）在施工检验过程中若发现问题或对施工进行更改时，应及时发出施工联络单通知施工方。

4）工程验收

（1）外包商组织有关人员对施工方提出完工检验要求的工程按施工验收规范进行竣工验收。

（2）对未通过验收的工程或部分有质量问题的按上述第3)点内第(2)、第(4)、第(5)小点执行。

（3）后勤管理处负责人应根据施工决算书核对工作量和施工内容。

（4）若发现工作量和施工内容与实际不符,应及时通知施工方更改决算。

（5）对已验收和核对完毕的工程决算由外包商负责人签字后交后勤管理处审核,审核通过后由分管副院长确认交医院内审部门按相关程序进行审价。

5. 施工资料保存

（1）外包商应妥善保存整个工程的检验记录、预决算、设备清单、招标文件施工联络单、图纸及其他相关资料。

（2）施工项目结束,应将全部资料交后勤管理处办公室保存。

6. 相关记录

（无）

## 3.9 物资采购员作业指导书(Q/LYHQ-311—2019)

1. 目的

对食品配货中心的物资采购进行规范,做好食品贮存和供应服务工作。

2. 范围

适用于物资保障科食品配货中心物资采购员的工作控制。

3. 职责

（1）物资保障科负责对食品配货中心的工作进行检查和监督。

（2）物资保障科食品配货中心负责服务中心的食品贮存及供应。

4. 工作程序

1）对分承包方的评价

（1）收集新的供应商,提供给物资保障科科长作为列入分承包方的候选名单。

（2）配合物资保障科科长进行分承包方的市场调查。

（3）向物资保障科科长反映分承包方的供货情况,以便为每年度的分供应商复评提供材料。

2）采购任务的实施

（1）根据餐饮部相关负责人审核后的食品采购清单进行采购。

（2）对因故未能完成采购任务的,应及时向餐饮部相关人员反馈,并积极采办更改的品种。

（3）应保证采购物品的质量,对反映的质量问题,及时给予解决。

（4）根据相关的工作质量要求,避免采购过程中的不合格现象。

（5）应及时向物资保障科科长汇报市场的物资供应变化情况。

（6）对完成的采购清单，保存 3 个月，以便查询。

3）食品的入库验收

（1）根据进货发票，对采购的食品数量和质量进行验收，对必须经使用后才能鉴定的物品，请餐饮部相关人员一同参与验收，验收不合格的应及时向组长或物资保障科科长汇报。

（2）应检查食品是否在保质期内，并保证进货后至少有 3 个月的保质有效期。

（3）应明显标识食品未验收、已验收、不合格等过程状态。

（4）已验收合格的物品，应及时完成入库验收单。

4）食品的仓库贮存

（1）根据食品的贮存要求，需要保鲜的食品应放入零下库内存放；库存食品应定位存放，整零区分，应定库、定货架、定货层、定货位，并进行标识。

（2）仓库内设立库存卡，对入库出库的变动，应及时做好记录，保证账、卡、物一致。

（3）库存食品的发放应实行"先进先出"法，保证库存食品的及时更换。

（4）库存食品应保持新鲜，保证质量。变质的食品应及时清理，并分析变质原因，及时汇报。

（5）库存食品应实行日清月结，每月库存清点 1 次，每月 30 日前上报盘点报表。

（6）仓库应实行安全管理，保持通风、干燥、清洁、无"四害"。下班前检查仓库的电器安全，关闭门窗。

5．相关记录

（无）

## 3.10　仓库管理员作业指导书(Q/LYHQ-312—2019)

1．目的

对仓库管理进行规范，做好物资的贮存和供应服务工作。

2．范围

适用于物资保障科仓库管理员的工作控制。

3．职责

（1）物资保障科负责对仓库管理员的工作进行检查和监督。

（2）物资保障科仓库管理员负责对物资的仓库贮存及供应。

4．工作程序

1）物品的入库验收

（1）收集各类物品的质量标准。

（2）根据进货发票及物品质量标准,对进库物品的数量和质量进行验收,对必须经使用后才能鉴定的物品,请使用部门一同参与验收,对验收不合格的物品,应及时向采购组或物资保障科科长汇报。

（3）对一次性的卫生用品,应检查卫生许可证,保证至少有半年的消毒有效期。

（4）对进库验收的物品,应明确标识未验收、已验收、不合格等过程状态。

（5）对验收合格的物品,应在 7 天内完成入库验收单。

2）物品的仓库贮存

（1）对供应服务的物品实行代码管理,一种物品设立一个代码,一个代码只标记一种物品。

（2）库存物品应定位存放、整零区分,应定库、定货架、定货层、定货位,并进行标识。

（3）库存物品的发放应实行"先进先出"法,保证库存物品的及时更换。

（4）按照《常用物品库存定量》(LYHQ-R50-003),实行最高最低量的控制,库存物品最高储存量不得超过最高定量。

（5）库存物品实行日清月结,每月 20 日前后为库存物品盘点日,每月 28 日前为库存物品盘点报表上报日。

3）物品的供应服务

（1）根据上月末顾客提出的物品计划需求,于当月 10 日前送至顾客的所属部门。对顾客提出的非常用物品的申购,入库验收后,送至顾客的有关部门。

（2）物品的发放严格按照顾客对物资管理的要求执行。

（3）对发放的物品应填写物品领用单,注明代码、品名、规格、数量和部门,并要求收货人签字。

（4）应妥善保存,以便查询。

5. 相关记录

（无）

# 3.11　保洁人员作业指导书(Q/LYHQ-314—2019)

1. 目的

对医院保洁人员的工作进行规范,做好医院的内、外保洁工作。

2. 范围

适用于外包服务机构管理科保洁员工的工作控制。

3. 职责

（1）外包服务机构管理科负责对保洁工作的检查和监督。

（2）保洁员工负责对医院环境的清洁与消毒。

**4．工作程序**

1）外环境保洁员工

（1）自觉遵守医院各项规章制度，听从指挥，服从安排。

（2）按照室外保洁检查标准清扫道路、绿化带、车库废物箱，根据《上海市生活垃圾管理条例》及《医院生活垃圾分类及收集规范》（T/SHWSHQ 04—2019）的要求，做好垃圾的分类收集工作。

（3）对影响公共场所整洁的应提出整改意见。

（4）巡回检查，对垃圾投放人的分类投放行为进行指导，发现未按分类标准投放的，可要求投放人重新分类，保持外环境整洁。

（5）保洁员工收集垃圾时，若发现分类错误，应重新分类收集。

（6）医院垃圾房专人管理，做好垃圾清理工作。

2）内环境保洁员工

（1）负责门急诊、病房大楼大厅、医护人员办公室、治疗室、各诊室、医护人员值班室以及所有大楼的楼面清扫工作。

（2）病区污洗室（便池、便器）的清洁、消毒工作。

（3）保证病房开水供应。

（4）及时清扫病房垃圾、清洗垃圾桶，清洗时将保洁车沿走道边推至所要打扫的房间门口，不要影响病家及医护人员通行。在房门入口处放置告示牌，提示行人注意安全。更换垃圾袋时，应将垃圾袋收口，并清洁垃圾桶附近区域的墙面。

（5）保持病房浴室清洁，定期擦洗、清洁水池和镜子。应选择浴室非使用时，清洁水池内部、外部、边缘、管道、水龙头、塞孔和塞子。涂铬的物体，如水龙头等，应使用喷有清洁溶液的抹布擦拭，使用流动水再次清洗，最后用干抹布擦净；用喷有玻璃清洁剂的抹布擦拭镜面，后用玻璃刮刀刮净镜面。

（6）应选择房间无人使用时，擦洗内窗玻璃、墙面、地面和天花板，对于高处除尘，用干净的经牵尘液处理24小时后的高处除尘扫在屋内以顺时针方向清扫，主要清洁肩部以上区域的墙角、灯具、门窗档、窗帘顶、壁挂电视机及空调等。高处除尘后，应及时更换除尘布头。

（7）擦洗供氧的管道装置、电源插座、照明装置。

（8）保持厕所清洁，使用马桶刷刷洗马桶内部，应刷洗污渍、冲洗马桶，在冲出的水中漂洗刷子，并确保已清除卫生清洁剂；使用消毒液喷瓶均匀喷洒水箱、马桶盖、马桶圈及坐便器外部，并擦洗干净，盖上马桶盖。按以上顺序清洁消毒小便池。门急诊厕所在无专人定岗的情况下，应至少每2小时进行1次清洁，并保留卫生清洁记录，按岗位流程要求的频次进行巡视清洁。保洁工具(拖把、抹布等)应按《医疗机构消毒技术规范》(WS/T 367—2012)的要求定期消毒,按标识整齐分类放置于规定区域。

(9) 患者出院的床单位应及时清洗、消毒,使用消毒药剂(按规定比例配比稀释),沿顺时针方向依次消毒擦拭设备带、床架、床头柜和桌子等区域,严格按一床一巾要求作业。使用抹布(按颜色编码使用)及清洁剂,沿顺时针方向依次擦拭墙面、壁架、橱柜、灯开关和门框等区域。

(10) 爱护公物,勤俭节约,不断增强主人翁意识。

(11) 倡导人文关怀,保守病家隐私,不随意议论患者及病情。

5. 相关文件

《上海市生活垃圾管理条例》。

《医疗机构消毒技术规范》(WS/T 367—2012)。

《医院生活垃圾分类及收集规范》(T/SHWSHQ 04—2019)。

6. 相关记录

(无)

## 3.12　电梯工操作作业指导书(Q/LYHQ-315—2019)

1. 目的

对电梯工的操作进行规范,做好医院电梯的运行工作。

2. 范围

适用于物资保障科电梯工的工作控制。

3. 职责

(1) 物资保障科负责对电梯运行工作的检查和监督。

(2) 电梯工负责按照规范进行电梯的运行工作。

4. 工作程序

1) 仪容仪表

(1) 头发:禁止怪异发型及染发,头发梳理整齐,长度前不挡眉,两侧不盖耳朵,后不及衣领。

(2) 服装:保持清洁、整齐、熨平,不可挽袖及裤管;冬季内衣颜色应与制服相协调,工作铭牌应保持干净,按标准佩戴于左胸前。上、下班签到签退应着工服。

(3) 手套:上岗时应戴白色手套。

(4) 鞋袜:保持干净、整洁,员工上班应穿袜子,夏季不得穿着凉鞋。

（5）饰品：除结婚戒指外，不得佩戴其他饰物。

（6）妆容：女员工应施淡妆，程度要适宜，不可过度施用香水或化妆品。

2）礼貌礼仪

（1）精神状态：站立要直，精神要振奋，面带微笑。

（2）心态：准备上班时调整心态，将快乐传递给乘客，语气要和悦、语调要平缓、语速要适中，亲切柔和。

（3）接电话使用语："您好，××号梯"。注意：即使很忙，也要保持良好的态度、亲切柔和的说话语气。

（4）同事或上下级之间的称谓：同事或上下级之间应该礼貌称呼，互相尊重，不能叫绰号、骂人或其他粗言秽语。

（5）对客户的称呼：参见"员工行为规范"。

3）岗位纪律

（1）在岗期间接听手机应尽量简短，禁止使用梯内电话与他人聊天。

（2）在岗期间禁止饮食、嚼口香糖。

（3）电梯工作人员不得擅自脱岗。

（4）电梯内不得存放除水杯以外其他私人物品。

4）安全检查

电梯运行前按运行标准程序检查电梯安全状况。

5）引导乘客进出电梯

（1）站在电梯门口操作面板一侧，面对乘客，挡住轿厢门或按住开门按钮（防止上下客时轿厢门自动关闭），引导乘客先出后进。协助行动不方便者，防止电梯超员、超载运行。

（2）电梯运行至基站层时，电梯员应站在电梯门外引导客流。

（3）电梯中途停站时，应报站并告知电梯运行方向，如"××楼到了，请走好。电梯上行（下行）"。

（4）乘客进入轿厢，电梯员站在控制面板一侧，门关闭时面向乘客，提醒乘客："站稳扶好，请问到几楼？"

（5）乘客较多时，提醒乘客往里站；电梯超员、超载时，提醒乘客："对不起，电梯超载，请后面的乘客乘下一趟电梯，谢谢。"

6）安全运送

（1）电梯门开启后应首先注意电梯平层情况，提醒乘客注意脚下，防止绊倒。

（2）劝阻乘客勿将身体倚靠电梯门上。

（3）协助运送员或患者家属运送平车或轮椅进出电梯轿厢，避免人员碰伤、刮伤；协助同事完成运送工作。

（4）载物时尽可能稳当地安放在轿厢中间，避免在运行中倾倒，损坏轿厢。

（5）严禁按"检修""急停"按钮作为正常行驶中消号手段。

（6）严禁开启轿顶安全窗装运超长物体。

（7）轿厢顶部应保持整洁。

（8）交接班时应认真填写运行日志，向接班人员介绍当班电梯运行情况、存在的问题和下一班应注意的事项；接班时应认真听取上一班的工作情况，查阅上一班的运行日志。

（9）运行时如突发停电或电梯故障，电梯工应安慰乘客不要惊慌，按电梯应急流程妥善处理。

7）电梯清洁

（1）清洁频率。

• 每月进行电梯深度清洁 1 次。

• 客梯每班保洁 1 次，污物电梯每次运送完污染被服、医疗废弃物和生活垃圾后均应清洗消毒。清洁工作应安排在人流量较少的时间内进行。

• 电梯运行过程中应保持轿厢清洁，及时清理垃圾及印迹。

（2）日常保洁程序及方法。

• 电梯处于停止运行状态。

• 准备工具：干毛巾、高处除尘扫、全能清洁剂、喷壶、扫帚和拖把等。

• 用高处除尘扫清洁肩部以上区域，包括电梯四壁、轿箱顶部、照明灯具等。

• 使用稀释后的全能清洁剂浸湿毛巾并拧干，擦拭电梯四壁、通话设备、显示屏，再用干毛巾擦拭。

• 定期进行电梯清洁，若脏污严重，应重点清洁。

• 用工具清理轿箱门槽内杂物。

• 若轿厢地面铺有每日更换的地毯，只需将旧地毯掀起，用半干湿拖把将轿厢地面拖净，待湿气挥发后再铺上干净的地毯。

• 若轿厢地面为固定地毯，可用吸尘器清理地面的沙粒、杂物，每周用洗地机（地毯机）配合清洁剂清洁 1 次。

• 若轿厢地面为木质或合成塑料，用半干湿拖把湿拖作业。

• 电梯按钮及轿厢扶手应使用 75% 酒精每日擦拭 2～3 次，电梯地面每日使用不低于 500 mg/L（污物电梯消毒液浓度加倍）的含氯消毒液拖洗 2～3 次，发现污渍应立即清洁并消毒。消毒期间应挂上告示牌，以便让需乘坐电梯人员知晓。

• 清洁消毒作业完毕，目测检查是否有遗漏和清洁不彻底之处，如有应立即补做。

• 将工具擦拭干净，放入库房。

• 重新启动电梯。

8) 电梯应急流程

（1）电梯故障困梯处理程序。

• 保持镇定并安抚乘客情绪。

• 通过紧急求助按钮或轿厢内电话报警求助，汇报电梯位置及梯内人员情况，等待救援。

• 梯门开启前电梯员应告诫乘客靠后站立，远离电梯门；梯门开启后应先检查电梯平层情况，听从救援人员指挥，有序撤离。

（2）电梯内发生危害及骚扰事件的处置。

• 告诫劝阻。

• 注意取证。

• 及时报告。

5. 相关记录

（无）

## 3.13  运送工作业指导书(Q/LYHQ-316—2019)

1. 目的

对运送人员的工作进行规范，确保医院的运送工作有效运行。

2. 范围

适用于外包服务机构运送人员的工作控制。

3. 职责

（1）外包服务机构管理科负责对运送人员工作的检查和监督。

（2）运送人员负责按照规范进行运送工作。

4. 工作程序

1) 运送环节

（1）接：核对运送对象信息、运送目的地；签名确认。

（2）运：安全、准确、按时。

（3）交：再次核对运送对象信息；接收部门工作人员签名确认。

2) 患者运送

（1）运送前。

• 向医务人员获取有关运送信息：目的地、病情、相关单据、是否携带设备、病历和药品等。

- 准备运送工具（平车或轮椅），检查是否整洁、完好。准备必要的御寒、遮阳、挡雨物品。
- 核对患者资料（病区、床号、姓名、性别和住院号等），须全名称呼，不得只叫床号。
- 与患者沟通，告之检查目的地、检查项目、准备工作。
- 如有以下情况：各种导管及输液管安置妥当，避免脱落受压，检查附属医疗设备，协助医护人员准备过床。过床后使用安全带，升起护栏。

（2）运送中：按照医院规定穿戴一次性手套、口罩、隔离衣等。

- 平车运送操作注意事项：

i. 倒退进出病房门、电梯门；过弹簧门时以自己背部开门。

ii. 平地推行时，患者脚在前，头在后，运送员站立于患者头侧，以便观察患者。

iii. 上下坡时，一般情况下患者头高脚低，运送员在低端一侧；特殊情况须遵医嘱。

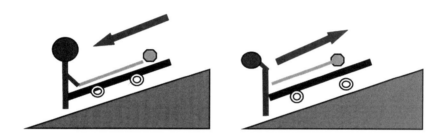

iv. 如是有大小轮的平车，患者的头部应在大轮子一侧。

v. 平车停放时应靠边停放，并踩住刹车。

vi. 患者肢体应始终保持在护栏内。

vii. 运送途中运送员应注意患者身上的管道是否放置适合，不得调整任何医疗设备参数。

viii. 控制车速，保持车床平稳，小心转弯。

ix. 运送结束后整理车床，清洁消毒后放于指定位置备用。

- 轮椅运送操作注意事项：

i. 使用前检查轮椅是否干净，轮胎、手掣等是否正常；

ii. 轮椅与床呈45°，置于床脚，面向患者床头，锁住车轮，脚踏板不挡路，帮助患者坐在床边；

iii. 调整患者的身体使者舒适，确保患者的脚在脚踏板上，双手在轮椅内；

iv. 倒推进出病房或电梯；

v. 上下坡时应减速，避免患者前倾。上坡时，患者在前，运送员在后，顺坡推轮椅前行；下坡时，运送员在前，患者在后，倒退行进。

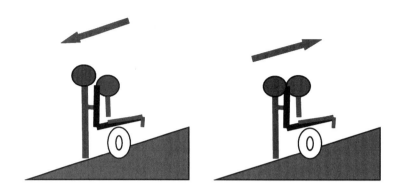

vi. 运送过程中控制轮椅,留意转弯处,不用轮椅撞门和院内其他设施,过门时以背部开门。

vii. 轮椅应靠边停放,刹车静止。

viii. 到达目的地后,锁住轮椅(注意移动患者前后都应锁住轮椅),通知驻守人员,若需要,应以相反步骤将患者移出轮椅。

ix. 运送过程中若发现轮椅存在不安全因素,应立即更换轮椅,并通知调度或管理人员,应将损坏的轮椅进行标记,修好后方可使用。

x. 若患者在运送途中感到不适,情况紧急,应将患者推至最近的有医护人员的科室,征求医护人员的意见,并迅速通知调度人员。

(3)运送后。

• 与患者或患者家属的交接(有驻守时)。

• 与驻守的交接(无家属且患者意识不清)。

• 与医务人员的交接(无驻守时)。

(4)各类型患者运送注意事项。

• 运送危重患者。

i. 应由医护人员护送。

ii. 注意安全,动作轻稳。

iii. 烦躁不安或昏迷者,头偏向一侧。

iv. 运送时多取平卧位,推车要稳,速度要慢,小心转弯。

• 运送骨折患者。

i. 运送前:包扎固定稳妥。

ii. 运送时:平车上垫板固定。

iii. 运送中:保持平稳。

iv. 肢体骨折:应在同一平面。

v. 颈椎骨折、脊柱损伤:骨折损伤部位应有固定,用四人搬运法,头部与躯干长轴一致。

vi. 禁止由一人背、抱、拖肩和抱腿。

• 运送妇产科患者

胎膜早破：头低脚高位、搬运时不能有站立位置。

（5）患者搬运方法。

• 单人搬运法：

i. 适用于儿科类患者或体重较轻的患者。

ii. 平车头端与床尾成钝角并刹车。

iii. 患者移至床边，一臂自患者腋下伸至对侧肩部，一臂至股下。

iv. 患者双臂交叉于运送员颈部并用力握住运送员，抱起患者轻放于平车上，盖好被子。

• 二人搬运法

i. 适用于不能自行活动或体重较重的患者。

ii. 平车头端与床尾成钝角并刹车。

iii. 两人站立于平车同侧。

iv. 甲一手托住患者颈肩部，另一手托住患者腰部。

v. 乙一手托住患者臀部，另一手托住患者腘窝部位（膝盖前后部位），使患者身体稍向运送员倾斜。

vi. 同时搬运，将患者轻放于平车上，盖好被子。

• 三人搬运法：

i. 适用于不能自行活动或体重较重的患者。

ii. 平车头端与床尾成钝角并刹车。

iii. 甲托住头颈、肩背部。

iv. 乙托住腰、臀部。

v. 丙托住腘窝、腿部。

vi. 同时抬起患者，同时移步转向平车，将患者轻放于平车上，安置妥当，盖好被子。

• 四人搬运法：

i. 适用于危重或颈椎、腰椎、骨折患者。

ii. 移开床旁桌、椅，平车与床平行并紧靠床边。

iii. 甲站于床头，托住患者头、颈肩。

iv. 乙站于床尾，托住患者两腿。

v. 丙和丁分站于病床及平车两侧，紧抓住床单四角。

vi. 四人合力同时抬起患者，轻放平车中央，盖好被子。

（6）搬运注意事项：

• 视病情采取适当的搬运方法。

• 不得因过床引起患者病情加重。

- 搬运过程中不得导致任何试管脱落而造成治疗无法继续。
- 所有设备临时暂停须经医护人员决定实施。

3）标本运送

（1）应及时送检的标本：

- 血气分析标本（10～15 分钟内送达）。
- 细菌培养及穿刺液培养标本。
- 临床科室急需送达的标本（需与医院护理部沟通）。
- 急送标本的标识：通常标识为"ST"或"急"（本院急送标识）。

（2）应恒温送检的标本。

（3）运送过程中应注意保管的标本：

- 病理标本。
- 传染性标本。

（4）标本运送

- 标流程本接收流程（接）。

i. 清点检查：标签、包装是否完整，若试管标签不清、管壁破裂，应及时与当班护士联系。

ii. 分类登记：日期、时间、床号、姓名、标本号、标本种类；分类存放：根据标本种类、目的地进行分类。

iii. 签收：运送员与临床护士双方签字，清点核实后做好记录；护士未签收的不得接收标本、保护标签。

- 运送途中注意事项（运）。

i. 确认标本箱已消毒。

ii. 标本箱应加盖，运送过程中不得打开标本箱盖。

iii. 运送途中标本不得离开视线，不得转手，以防标本遗失。

iv. 应避开人流密集区域，避免碰撞，保持运送箱平稳。

v. 若发生标本损坏或遗失应立即上报，保留相应的标签以备查，不得擅自处置。

- 送达流程（交）。

i. 到达指定部门后与有关工作人员共同清点、检查、移交标本。

ii. 由送达科室签收：若院方自有签收制度的，按医院标准签收；若院方签收制度不完备的，员工应做好记录并确认接收部门人员在表单内签字。

（5）自我防护。

- 提高自我保护意识。
- 接触标本时应戴手套。
- 运送结束后应及时洗手。

- 避免锐器伤害,若不慎被扎到应立即到急诊室或就近治疗室对伤口进行消毒处理。
- 若不慎打碎标本应及时消毒被污染区域。
- 按规定定期换洗工作服。
- 上班不得吃零食。
- 定期清洗、消毒运送工具。

(6) 运送工具及签收表单。

4) 血制品及药品运送

(1) 抢救药品药方上有明显标识,如"st"或由医护人员注明。

(2) 领取药品时应反复核对所领取药品数量,必要时核对种类。药品送达后由收到方护士签名。

(3) 贵重药品、麻醉药品、抢救药品及特殊药品应按医院规定领取。

(4) 严禁运送员传递任何信息。医护人员如有特殊要求,运送员有责任督促医护人员在单据上写明。

5) 文件运送

(1) 接受任务,确认送达部门及人员,避免送错,产生不良后果。

(2) 运送时,专用文件袋不离手。

(3) 接收单据时,单据数量应由发出方签字确认,接收方查实核对后签全名确认。

(4) 严禁翻阅文件内容,严禁擅自删改添加字句,运送员不得口头传递任何信息。医护人员如有任何要求,运送员有责任督促医护人员在单据上写明。

6) 物品运送

(1) 了解运送物品的性质(易碎品、危险品)和重量,确定搬运工具。

(2) 运送员到达目的地后,核对物品的种类、规格、数量和完好程度等基本信息,以及送达的部门或人员,并做好记录。

(3) 大件物品确定搬运路线,确保物品的高度和宽度能通过。

(4) 运送途中避免碰撞,经过地板或 PVC 材质地面时避免摩擦。

(5) 运送至目的地后,应与接收方当面清点,接收方查实核对后签全名确认。

(6) 物品就位时应摆放整齐。

7) 医疗废弃物运送

(1) 医疗废弃物简易分类及包装。

- 一次性锐器盒:针头、损伤性锐器。
- 黄色垃圾袋:纱布、棉签、棉球、各类引流袋、引流皮条、导管,一次性塑料纸等。
- 黑色垃圾袋:各类玻璃、输液瓶、软袋、各类包装纸及小纸盒等。

(2) 医疗废物运送。

- 穿戴防护服、口罩、手套、帽子和护目镜等防护用品。

- 将医疗垃圾袋打结封好从垃圾桶中取出放入垃圾车内。
- 垃圾袋外用专用标签标明病区、日期、废弃物种类，填写好医疗废物收集三联单。
- 运送过程中医疗废物转运车应加盖运送至暂存点，不得在外长时间停靠，每天进行清洗和消毒。
- 运送过程中，垃圾袋若有渗漏，应在外面再套一个垃圾袋，渗漏到地面的污染物应擦拭干净，并使用 2 000 mg/L 的含氯消毒液消毒。
- 医疗废物待回收时，应与回收厂家做好交接签收记录，记录至少保存 3 年。
- 医疗废物暂存点有明显标识，门上有医疗垃圾警示标识，应上锁；有专职人员管理；有防鼠、防蝇、防蚊、防蟑螂、防渗漏、防盗、防儿童接触的七防措施；定期喷洒药水，每次收取完毕后进行有效的清洗与消毒，保持室内清洁整齐。
- 医疗废物暂存点应张贴"禁止吸烟"和"禁止饮食"的警示标识。

（3）消毒和清洁处理。

- 地面消毒和清洁：每天使用 1 000 mg/L 的含氯消毒液对地面进行湿拖消毒。
- 垃圾箱消毒和清洁：每天使用 1 000 mg/L 的含氯消毒液擦洗干净，分类收集。
- 垃圾车消毒和清洁：每天工作结束时，使用 2 000 mg/L 的含氯消毒液对垃圾车进行清洁和消毒。

（4）个人防护。

- 在进行有可能接触患者血液、体液的工作时必须戴手套，运送完毕后应严格按照"七步洗手法"彻底清洁双手。
- 操作过程中应避免被针头、刀片等锐器刺伤或者划伤。
- 针头、刀片等利器均应放在利器盒中，收集时不应再次打开，避免被利器划伤。
- 禁止用手直接接触使用后的针头、刀片等锐物。

8）被服运送

（1）每日做好被服的定时收取和发放。

（2）被服收取和发放时，应按时、按部门做好记录，在指定地点清点和交接，防止漏、错和丢失。

（3）清点脏污被服时做好个人防护。

（4）脏污被服与清洁被服应分开放置，区分运送工具。

（5）清洁被服不要弄脏，存放脏污被服的污衣袋应每天清洗。

（6）分类整理脏污被服与洗涤公司交接并做好记录。

（7）被服运送完毕后使用 1 000 mg/L 的含氯消毒液对运送工具进行清洁消毒。

（8）各类清洁被服应分类，严格按规定摆放和折叠整理，受损被服应及时修补。

（9）清洁被服分类后分别送至各科室，各科室清点数量并全名确认。

9) 尸体运送

（1）若有患者死亡，护士致电呼叫中心委派员工进行临终运送。

（2）穿戴好个人防护用品。

（3）在尸体右手腕系一张尸体识别卡。

（4）将尸单斜放在平车上，移动尸体至尸单上；将尸单下端遮盖脚，再将左右两边整齐地包好，最后将尸体单上端遮盖头部。

（5）在颈、腰及踝部用绷带固定，系第二张识别卡在腰部的尸单上，确保已将尸体护理包裹完毕。

（6）盖上大单，按规定好的路线及电梯将尸体送到太平间。

（7）将尸体放入尸屉内，系上第三张尸体识别卡于停尸屉外。

（8）运送途中，运送者应始终保持尊重和适宜的态度。

（9）尸体运送至停尸房后，由停尸房管理人员登记尸体姓名、性别、年龄、病区、日期、病区呼叫时间、运送时间、病区负责人签名及运送人签名，并打开尸体冷藏柜，核对三牌，将箱上牌安放于相应停尸柜门上；每周打扫清洁太平间 2 次，每天检查尸体冷藏柜 3 次。

（10）殡仪馆接尸车到医院接尸时，太平间管理员应在得到医院相应职能部门授权并确认后，方可对尸体进行放行，同时与殡仪馆接尸人员在登记本上双方签名。

（11）尸体交接完毕后，对尸体冷藏柜进行彻底打扫并严格消毒，然后关闭。

5. 自我防护

1）形成感染的三个必备条件

（1）传染源。

（2）传播途径。

（3）易感人群。

2）细菌、病毒的三种传播途径

（1）空气传播。

（2）飞沫传播。

（3）接触传播。

3）一般预防措施（个人防护用品）和洗手

（1）洗手方法（图 3-1）。

• 在流动水下，使双手充分淋湿。

• 取适量肥皂（皂液），均匀涂抹至整个手掌、手背、手指和指缝。

• 认真揉搓双手 40～60 秒，应注意清洗双手所有皮肤，包括指背、指尖和指缝。

• 在流动水下彻底冲净双手，擦干，取适量护手液护肤。

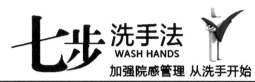

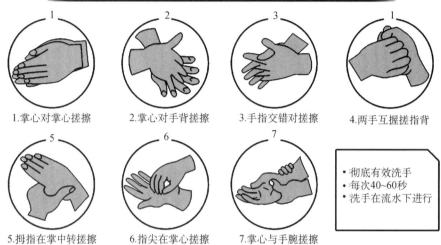

1.掌心对掌心搓擦　　2.掌心对手背搓擦　　3.手指交错对搓擦　　4.两手互握搓指背

5.拇指在掌中转搓擦　　6.指尖在掌心搓擦　　7.掌心与手腕搓擦

- 彻底有效洗手
- 每次40~60秒
- 洗手在流水下进行

图 3-1　七步洗手法示意图

（2）运送时戴手套作为辅助防护手段，不能代替洗手。在下列情况下应戴一次性手套或黄色乳胶手套：

- 有可能接触血液和体液时．
- 接触被污染的床单或衣物时。
- 运送尸体到太平间及打扫太平间时。
- 接触黏膜或破损的皮肤时。
- 有可能接触体液时。

6. 工具使用及保养

1）对讲机使用

（1）对讲机规范用语举例。

- 当中心呼叫时。

调度：×××号，×××号（重复两遍员工工号），中心呼叫。

员工：收到，请讲。

调度：请将××床患者送去××科室，需要轮椅/平车。

员工：××床送去××科室，收到。

调度：谢谢。

- 当员工完成任务向中心汇报时（到目的地立刻汇报）。

员工：中心，中心，×××号任务完成，在××区域（位置）。

调度:请帮忙××区标本送到检验科。或:谢谢,请回中心。

员工:收到,谢谢。

- 当员工在接受工作中有事延迟时。

员工:我在 CT 室,需要等待××分钟,请指示(如需等待请告之中心所需等待的时间)。

调度:请等待。或你先到××床患者推氧气。

员工:××床需要氧气,收到。

- 当员工在病区时:直接接受病区任务时,员工也要向中心做汇报,以便调度做好工作的统计。

(2)对讲机使用注意事项及规定:

- 领取对讲机应进行登记,下班时上交对讲机。
- 妥善保管对讲机,若损坏或丢失应立即向管理人员汇报,禁止私自调频或修理对讲机。
- 员工交接对讲机应汇报当班调度员,不得私自交换。
- 使用对讲机语言应简单明了,若有问题需进一步沟通解决,应就近借用科室电话和运送中心联系。
- 对讲机只可作为工作通信联系之用,不得用对讲机讲与工作无关的事情。
- 在病区或其他需安静区域,将对讲机的音量调到适当位置,禁止制造噪声。
- 电池装在对讲机上充电时,应确保对讲机处于关机状态。
- 在任何张贴有提示关闭对讲机的地方(如 MR 室等),应关闭对讲机。
- 如患者佩戴起搏器,对讲机和起搏器之间至少应保持 15 厘米。

2)运送设备巡检与维护

(1)设备使用及归位。

- 员工使用各病区轮椅时,应使用所在病区的轮椅,若需借用其他病区的设备,使用完应立即归位锁好。
- 使用过程中,若患者检查时间太长,应将轮椅暂时放置于中心,并与调度交接,使用时再推走,使用完毕立即归位锁好。
- 员工使用完轮椅或平车等设备后,应立即归还,放置于指定地点并锁好。
- 运送中心自有推车使用完毕后应立即归位,放置于指定地点。

(2)设备日常维护。

- 运送工具的日常维护主要分为清洁、保养、日常检修等。
- 定时清洁和消毒轮椅、平车,保持车轮不锈钢钢圈光亮清洁。
- 每日在部门规定时间对运送设备巡检,并做好记录,若发现车辆故障应立即挂上"车辆故障"牌,并进行报修,做好记录。

7. 调度管理

1）派工

（1）对科室需求的合理派工。

- 熟悉院内各科室分布。
- 了解运送内容的主次及重要性。
- 对科室来电应做到：不遗忘、不急躁、不延迟。
- 五先五后：先急后缓，先重后轻，先近后远，先查后馈，先听清后派工。

（2）对员工的合理派工。

- 熟记员工姓名、工号。
- 了解员工分配及其工作内容、所在地等。
- 就近原则。
- 先完成任务的先派工，保证公平、公正、合理。
- 员工可重复派工。
- 意外发生应及时报告，以便调查情况及采取适当的处理措施。

2）工作职责

（1）监督员工考勤签到，检查员工上岗情况，督促员工的仪容仪表。

（2）对讲机的发放和收回，电池充电。

（3）接听医护人员的服务电话，正确录入，及时派工，监督运送员工作完成情况。

（4）向经理和主管或领班转达医护人员的投诉，传达上级部门的通知。

（5）登记员工出勤情况，填写登记表（如考勤表、加班补休表）。

（6）打扫运送中心卫生，下班前清点和整理物品（对讲机、充电器、办公用品）。

（7）下班前做好交接班记录。

（8）向主管及经理汇报每班工作情况（包括员工工作状态、工作中存在的问题），填写工作日报表。

（9）安排员工适时就餐。

8. 工作表单及培训教具

（1）标本运送样表（表 3-1）

表 3-1　标本运送表

| 检验科室 | 标本种类 | 检验项目 | 盛放器皿 | 化验单颜色 | 特殊要求 |
|---|---|---|---|---|---|
| 检验科 | 血 | 凝血酶原（PT）、部分凝血活酶（APTT） | 粉蓝色盖试管 | 红色 | … |
| | | 葡萄糖耐量试验（OGTT）、乙肝两对半 | 黄色盖试管 | 橘黄 | … |
| | | 肝功能、电解质、淀粉酶 | 红色盖试管 | 黄色 | … |
| | | 血气分析 | 注射器针管 | 红色 | 急送 |

(续表)

| 检验科室 | 标本种类 | 检验项目 | 盛放器皿 | 化验单颜色 | 特殊要求 |
|---|---|---|---|---|---|
| 检验科 | 小便 | 24 小时尿量、中段尿培养 | 尿杯、试管 | … | … |
| | 痰 | 支原体、衣原体 | 胶管 | … | … |
| | 胸水 | 细菌培养 | 培养管 | … | 急送 |
| 病理科 | 病理标本 | 各种病理检查 | 盅、小玻璃瓶等 | … | … |
| 送外院 | 血 | 艾滋病病毒 | 普通试管 | … | … |

(2) 患者运送(表 3-2)

表 3-2　患者运送表

| 患者种类 | 运送工具 | 运送前后注意事项 | 运送过程注意事项 |
|---|---|---|---|
| 病症轻微患者/方便行走患者 | 轮椅 | 核对患者信息、确认运送目的地、运送工具准备、保护患者隐私、交接方及运送员三方签名确认 | 设备检查、斜坡安全、过门安全、速度适宜 |
| 各类危重患者 | 平车 | | 设备检查、斜坡及过门安全、管道通畅、动作轻稳 |
| 骨折患者 | 平车 | | 设备检查、斜坡及过门安全、包扎垫板固定 |
| 内脏出血患者 | 平车 | | 设备检查、斜坡及过门安全、注意卧位 |

9. 相关记录

(无)

# 3.14 饮用水操作工作业指导书(Q/LYHQ-317—2019)

1. 目的

对医院饮水供应工作进行规范,确保提供的饮用水水质符合要求。

2. 适用范围

适用于外包服务机构管理科饮用水操作工的工作控制。

3. 职责

(1) 外包服务机构管理科负责对饮用水供应的检查和监督。

(2) 维修部负责对饮用水设备的维护和保养。

(3) 清洗人员负责饮用水设备的清洗和消毒。

(4) 饮用水操作工负责对水质定期检测,确保水质符合要求。

4. 管理要求

1) 保暖桶或锅炉贮水卫生安全管理要求

（1）清洗人员和锅炉工应进行健康体检，持证上岗。

（2）定期清洗保暖桶或锅炉并记录。清洗时，宜采用流动蒸汽等物理消毒方式。

（3）供水房应加锁，每日清扫，保持清洁，每周消毒 1 次。

（4）定期对水质进行抽检。

2) 饮用水卫生安全管理要求

（1）饮用水生产企业有有效的食品卫生许可证，水质应符合桶装饮用水标准。

（2）饮水机有有效的食品卫生许可证或涉水产品卫生许可批件，制订饮水机定期清洗消毒制度并予以落实。

（3）饮水机消毒宜请专业机构进行，若病区自行清洗消毒，从事清洗消毒人员应有有效健康体检证明，按清洗消毒规程操作并做好记录。

（4）清洗消毒使用的消毒剂有有效的卫生许可批件。

（5）定期对水质进行抽检。

3) 加强病区饮用水常规管理

（1）使用符合卫生标准的饮用水，按要求定期对饮用水进行抽检。

（2）有专职或兼职人员负责病区饮水安全和水源的安全监测，发现异常立即停用并报告。

（3）有专职或兼职人员负责对病区使用的制水、供水设备进行维护和保养。

（4）开水温度应达到 100 ℃，保证病区所有人员足量饮用。

（5）确保病区所有人员用水安全，井水、蓄水池应密封加盖，定期清洗水池、水管。

（6）桶装纯净水供应商应具备相关资质，定期消毒。

（7）加强饮水卫生健康教育，提倡喝开水，发现水质出现异色异味等现象应及时处理。

5. 相关记录

（无）

## 3.15   氧气站操作工作业指导书(Q/LYHQ-318—2019)

1. 目的

对氧气站的工作进行规范，保证医用气体的正常供应，确保氧气站安全运行。

2. 适用范围

适用于氧气站操作岗位的工作控制。

3．职责

（1）动力保障科维修部负责对氧气站各项工作进行检查考核。

（2）液氧操作工负责氧气站设备的安全运行。

4．工作程序

1）集中供养站

（1）熟悉集装氧性质、管道结构、系统操作管理，严格按照规定的程序操作。

（2）注意管道压力表指示针的变化，定时做好记录，管道压力不可超过4公斤。

（3）熟悉管道安全装置，备有防火设备。

（4）严禁易燃易爆物品及高温热源、静电火花接近管道，机房周围15米内禁止明火，设警告牌。

（5）机房周围严禁存放任何油类，所有工具应符合"禁油操作"，零件严格脱脂，严禁穿戴有明显油污的手套与工作服。

（6）各类阀门的启闭应缓慢，机房保持良好的通风。

（7）氧气总管应安装压力报警装置，总压力过低时发出声光报警信号。

（8）吊装集装箱应轻缓，防止震动碰撞；气瓶存放应远离热源，避免日光曝晒。

（9）非工作人员不得进入机房。

（10）机房内禁止明火、吸烟。

2）氧气、二氧化碳、液氯使用及运输

（1）严禁接触油脂类及火种。

（2）搬运途中避免曝晒，轻卸轻放，严禁剧烈碰撞。

（3）宣传使用氧气、二氧化碳、液氯的安全操作制度，按规定期限检验压力，严防漏气等异常现象，发现问题及时处理，缺少零件及时修配。

3）液氧操作工

（1）液氧工作人员应严格执行安全生产和操作规程，确保液氧发生器运转正常。

（2）做好液氧发生器的日常保养和检修，故障和检修应做好详细记录。

（3）每天做好运行记录（每2小时1次），压力过高或过低应及时开启排风阀及增压阀。

（4）加强与各部门联系，听取意见，改进工作，避免浪费。

4）若发生液氧设施故障，具体处理流程详见附录。

5．相关记录

（无）

# 附录　液氧设施故障(意外)应急流程

管理规范:液氧槽一备一用,维修组负责液氧设施的日常管理,按《液氧站工作制度》执行,应确保2台氧槽完好。执行医院氧站事故预案应急措施和救援方案(图3-2)。

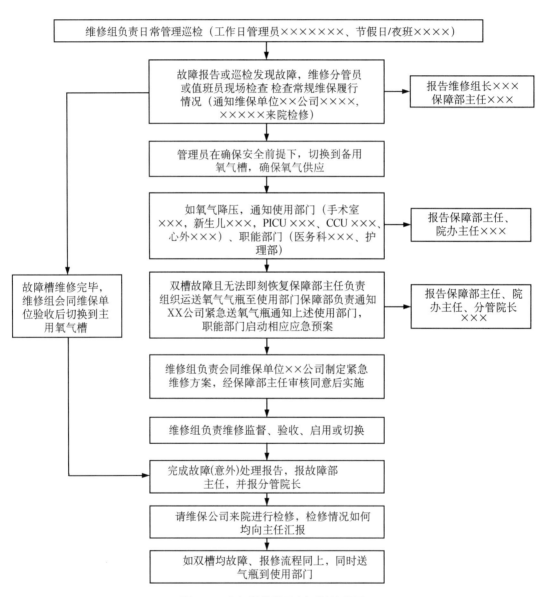

图3-2　液氧设施故障(意外)流程图

## 3.16　太平间管理工作业指导书(Q/LYHQ-319—2019)

1. 目的

确保医院尸体的搬运、登记和储存的正常服务,保证太平间的正常运行。

2. 适用范围

适用于太平间管理员工的工作控制。

3. 职责

(1) 太平间管理员工负责尸体的搬运、登记和储存服务。

(2) 外包服务机构管理科负责对太平间工作的检查。

4. 工作程序

1) 尸体的接收

应对接收进太平间的尸体进行核对,做到尸体与三张登记卡相一致。

2) 尸体的储存

(1) 尸体存放时,应在尸体的右手系有尸体的登记卡。尸体存放入冷冻室后,应在冷冻门上挂第二张尸体登记卡以标识。第三张登记卡由太平间工作人员登记(姓名、进入时间),保存。

(2) 尸体储存过程中,太平间应每小时检查 1 次冷冻机的性能,发现故障及时报修,避免尸体发生腐烂现象,保证尸体完好率达 100%。

(3) 定期检查尸体储存情况,确保合格状态。

(4) 对已存放 3 个月以上的尸体,应及时报保卫科处理。

(5) 传染病死者只能存放在专用冷冻室内,专用冷冻室不得移作他用,以免交叉感染。

(6) 太平间工作人员不得擅离工作岗位,如确有要事离开应在外面的铁门上锁后方可离开。

(7) 做好交接班交接和记录。

3) 尸体的发送

(1) 应凭借火葬场的接尸单,经核实尸体姓名无误后,方可发送,并做好记录(发送尸体的姓名、时间以备查)。

(2) 发送尸体后,应使用 1% 消毒灵对尸体冷冻室进行清洁,消毒。

5. 相关记录

《尸体储存记录》。

《储存尸体收费记录》。

## 3.17　驾驶员作业指导书(Q/LYHQ-320—2019)

1. 目的

确保医院公务用车的正常运行。

2. 适用范围

适用于对后勤管理处驾驶班员工的工作控制。

3. 职责

(1) 后勤管理处驾驶班员工负责全院公务用车的正常运行。

(2) 后勤管理处负责对驾驶员工作的监督检查。

4. 工作程序

1) 文件和资料控制

(1) 驾驶班驾驶员负责全院车辆出车路码的登记。

(2) 驾驶员负责全院车辆例行保养的登记。

(3) 驾驶员负责全院车辆领油记录。

(4) 行车安全学习记录。

2) 过程控制

(1) 驾驶员应经专业培训,持有有效驾驶证。

(2) 实行 24 小时不间断服务。

(3) 做好例行保养,坚持三查(出车前、行驶中、回队后),防止四漏(油、水、气、电),冬季做好防冻措施,保持车辆整洁完好。

(4) 出车准时,礼貌用语,不违章行车。

(5) 出车前检查刹车、方向灯、喇叭,有故障的车辆应排除故障后方可使用。

(6) 车辆行驶中,如发现车辆故障,应及时排除或报修。

(7) 应主动配合重大及突发事件的紧急运输工作。

(8) 发生交通事故时,保护好现场,及时报告公安机关,听候处理。

(9) 驾驶员在工作日期间不得饮酒。

(10) 驾驶班应定期组织驾驶员进行安全学习,并做好记录。

5. 相关记录

《车辆出车路码记录》。

《车辆例行保养记录》。

《领油登记记录》。

## 3.18　医疗废物管理作业指导书(Q/LYHQ-321—2019)

1. 目的

规范医院医疗废物收集、处理流程,确保医院环境整洁。

2. 适用范围

适用于医院医疗废物收集和处理的工作控制。

3. 职责

(1) 外包服务机构管理科负责对医疗废物收集处理工作的监督检查。

(2) 医疗废物专职人员负责医院医疗废物的收集和处理。

4. 工作程序

(1) 专职工作人员上岗前应进行培训,合格后方可上岗。

(2) 从事医疗废物处置人员上岗前应进行健康体检,体检内容包括:血常规、肝功能、乙肝表面抗原、心电图、胸片;每年进行 1 次健康体检,体检结果留防保科存档。

(3) 乙肝表面抗原阴性的专职人员应给予注射乙肝疫苗,但应填写同意接种志愿书。

(4) 医疗废物应专人专管,使用专门工具进行独立收集、包装和内部运输。

(5) 收集、转运、处置医疗废物过程中,工作人员应穿戴护目镜、口罩、帽子、围裙和手套,必要时穿胶靴等防护用品。

(6) 每日上午 9:00—10:00 和下午 14:00—15:00 使用专车至各病区统一收集医疗废物各 1 次,并做好计量登记及签收。

(7) 医疗废物收集后,应使用 2 000 mg/L 含氯消毒溶液对垃圾桶内外表面、周边区域及称重工具进行喷洒消毒。

(8) 医疗废物转运过程中,应严格按照指定的路线,转运车辆应密闭并做好防渗漏处理,若有渗漏或遗洒,应及时清洁并使用 2 000 mg/L 的含氯消毒液进行消毒。

(9) 若盛装医疗废物的包装袋和利器盒的外表面被污染时,应增加一层包装袋;若运送员不慎被锐器刺伤、擦伤时,应采取相应的处理措施,并根据情节轻重对其进行免疫接种。

(10) 每次任务结束后,运送工具应及时清洁并使用 2 000 mg/L 的含氯消毒液彻底消毒;若运送工具有可见污物时,应先使用一次性吸水材料蘸取 5 000～10 000 mg/L 的含氯消毒液(或能达到高水平消毒的消毒湿巾/干巾)完全清除污染物,再使用 2 000 mg/L 的含氯消毒液进行喷洒消毒,作业时间大于 30 分钟。

(11) 每班转运结束后,应按规定对污染防护用品和手进行清洗和消毒,防护用品破损时应及时更换。

(12) 每班转运结束后,应及时清洁并使用 2 000 mg/L 含氯消毒液对暂存处的墙面、地面、周转箱和附属设施进行消毒。

（13）每日早晚 2 次对暂存处和所有运送工具进行紫外灯消毒,每次照射大于 60 分钟,并做好记录。

5.相关记录

（无）

# 3.19　锅炉工作业指导书(Q/LYHQ-322—2019)

1.目的

对锅炉房的工作进行规范,保证全院用汽部门的正常用汽。

2.适用范围

适用于锅炉房的日常工作控制。

3.职责

（1）动力保障科科长负责对锅炉房的各项工作进行检查考核。

（2）锅炉工负责锅炉的经济、安全运行,对班组各项工作负全部责任。

4.工作程序

1）安全运行作业

（1）司炉人员应持有效期内操作证,培训合格后方可上岗。

（2）司炉人员应掌握锅炉启动的检查、点火、升压运行、调整、压火和停炉等操作。

（3）司炉人员应熟悉与掌握锅炉有关的热水循环系统,保证安全运行。

（4）锅炉运行时值班人员应认真执行岗位责任制,不能离开锅炉间,保证锅炉安全运行。

（5）锅炉投入运行前,确保各路系统进水泵阀门、烟道阀门等处于开启状态。

（6）严禁在有压力或炉水温度较高的情况下修理锅炉受压元件,避免喷伤事故。

（7）注意锅炉五大件的运行情况。

（8）锅炉电脑系统应保持清洁,严禁外来人员随意触摸电脑。

2）锅炉巡查作业

（1）当班司炉工每 2 小时对锅炉及辅助设备巡回检查 1 次,发现问题及时解决。

（2）巡回检查内容:

- 水位和气压在规定的范围内,五大附加、安全保护装置和仪表灵敏准确、可靠。

- 受压部件、可见部件无鼓仓、变形渗漏,炉内燃烧情况良好,无漏气、漏水。

- 各管道、阀门无泄漏,各阀门开关灵活。

- 燃烧器和机械无异常声响,煤气正常。
- 各种仪表、机械正常,无破损。
- 锅炉房照明良好,通道通畅。

(3)巡回检查路线:

五大安全附件→燃烧器→锅炉本体→燃烧情况→煤气管道→给水泵和管道→水处理设备→电器设备→蒸汽管道阀门→分气缸。

3)锅炉工操作要求

(1)严格执行各项制度,确保锅炉安全运行。

(2)发现锅炉异常,应采取紧急停炉措施并及时报告单位负责人。

(3)拒绝执行有害锅炉安全运行的违章指挥。

(4)执行锅炉房交接班制度,严格遵守劳动纪律,不串岗、离岗。

(5)做好各类运行记录,保管交接好各类工具、设备。

(6)坚决服从班组长的生产调度及班次安排。

4)清洁卫生作业

(1)保持锅炉房内整体环境整洁,每天下班前应冲洗场地1次。

(2)锅炉房内严禁停放自行车及堆放杂乱物品。

5. 相关记录

(无)

## 3.20 空调设备维护作业指导书(Q/LYHQ-323—2019)

1. 目的

对空调设备维护流程进行规范,保障空调设备安全、有效地运行。

2. 适用范围

适用于对空调设备维护的工作控制。

3. 职责

(1)动力保障科负责对维保工作的监督检查。

(2)动力保障科设备维护人员负责对空调设备实施维保服务。

4. 电器部分维护内容

(1)检查所有电线的连接是否安全可靠。

(2)检查压缩机接触器工作是否正常。

(3)检查触点是否有腐蚀或电弧烧伤迹象。

（4）核对控制电压和电源电压。

（5）检查压缩机固定是否牢固。

（6）检查冷冻油和制冷剂的泄漏情况。

（7）检查压缩机的电流值并且与铭牌上的数值比较。

（8）检查所有安全保护是否与规定值符合。

（9）检查润滑冷却塔风扇电机、冷却泵电机轴承,检查驱动皮带的状况和张力。

5. 管道水系统维保内容

1）冷冻水系统

（1）在额定水流量下检查冷冻水进出压力差并且与额定值比较。

（2）检查冷冻水流量开关的状况,确认冷水机是否在水流量降到规定值 80％以下时停机。

（3）检查冷冻水管道中是否有空气,应将空气予以排除。

2）冷却水系统

（1）检查冷却水塔运行。

（2）检查喷嘴有无堵塞。

（3）检查塔底和内管的过滤器有无堵塞。

（4）检查冷却塔底供水管和浮球阀的状况。

（5）检查冷却塔排污口是否装好。

（6）检查并且润滑冷却塔风扇、冷却泵轴承、风扇皮带。

（7）清洗冷却塔、系统管道及冷冻水补水箱。

（8）定期做水质处理与检测。

6. 日常保养

1）开机前的检查

（1）冷却水、冷冻水水阀是否处于打开位置。

（2）冷却塔补水阀及进出水阀是否处于打开位置。

（3）主机无渗漏油、无渗漏制冷剂痕迹。

（4）检查所有水系统管路,确认无漏水,且水流方向正确。

（5）检查所有水阀是否处于正常位置。

（6）检查供给机组的电源,其电压波动范围应不超过压缩机铭牌所示额定电压的 $\pm10\%$,且相电压不平衡不得超过 2％。

（7）核实是否有足够的供电容量,以满足机组的启动和满载运行。

（8）确保压缩机油加热器至少通电 24 小时以上。

（9）通过油分离器视液镜观察油面是否处于正常位置(约在油分离器视液镜镜面

1/2以上)。

(10) 检查供液截止阀是否处于全开位置。

(11) 检查所有安全控制阀是否在初始状态。

2) 启动系统

(1) 系统启动顺序:冷却塔风机→冷却水泵→冷冻水泵→末端风柜→空调主机。

(2) 启动冷却塔风机:启动冷却塔风机的绿色启动按钮,轻按一下,则绿灯亮,同时红灯也亮,说明冷却塔已全部打开,进入正常运行状态。

(3) 启动冷却水泵、冷冻水泵:启动冷却水泵、冷冻水泵对应的绿色启动按钮,则绿灯亮,泵开始运转,供水回水压力应保持在 0.4 MPa 以上为运行正常。

(4) 启动末端风柜设备:检查末端设备应开启 70% 以上。

(5) 设备正常运行后,启动空调主机。在主机操作面板上按启动按钮 2 秒,主机显示屏上会立刻显示"L-ON"字样,按一下确认键;主机进入自检状态正常操作时,不允许连按两次。

(6) 主机接受到启动信号后,系统开始自检。若此时冷冻水回水温度低于设定值时,主机不会立即启动。当温度超过设定值时,主机会进一步检测冷却水、冷冻水是否已流动,若正常,几秒后主机启动。

3) 运行

(1) 主机正常运行后,每 2 小时应按"中央空调运行记录表"内容记录好各项数据。

(2) 运行过程中,冷冻水回水温度超过 12 ℃,供水温度超过 8 ℃时,表明目前空调的负荷增大,需投入另一台主机或更换制冷量较大主机运行。

4) 检查维护

为确保空调主机、水泵、冷却塔保持较好工作状态,保证各设备的正常保养工作,原则上单台在连续 24 小时运行后,需更换其他相应设备运行。若因设备故障、天气等原因,需单台设备连续运行超过 24 小时,每 1 小时检查 1 次。

5) 停机操作

按下空调主机面板上关机按钮,再按下确认键,主机系统进入自动停机状态;主机停止后,冷冻水泵运行 10 分钟后手动停止此泵,再逐步关掉冷却水泵和冷却风机。

7. 注意事项

(1) 在主机运转时若发生异常响声,立即按下主机的开关键,在主屏幕上显示"L-OFF"时,按下确认键,机组自动关机。

(2) 运行中注意机组局部温度是否正常,机组油冷却供液膨胀阀两边的管道应有明显的温差。

(3) 确保冷却塔自动补水浮球阀处于正常状态。

8. 附表：空调系统设备检查保养内容及周期（表 3-3）

**表 3-3   空调系统设备检查保养要求表**

| 序号 | 检查保养项目 | 保养内容 | 周期 |
|---|---|---|---|
| 1 | 机组外观 | 清洁 | 1次/月 |
| 2 | 控制柜 | 检查、清洁 | 1次/月 |
| 3 | 水流开关 | 检查、调整灵敏度 | 1次/月 |
| 4 | 柜机/新风机过滤网 | 清洗 | 1次/季 |
| 5 | 压缩机电机润滑 | 注二硫化钼 | 1次/半年 |
| 6 | 冷却塔过滤网 | 清洗，损坏更换 | 1次/季 |
| 7 | 布水器 | 清洗、调整，损坏更换 | 1次/季 |
| 8 | 闸阀螺杆 | 涂黄油，除锈、紧固 | 1次/季 |
| 9 | 水泵电机 | 轴承加黄油、更换盘根 | 1次/季 |
| 10 | 进水浮球阀 | 检查、调整，损坏更换 | 1次/季 |
| 11 | 空调风机皮带 | 调整松劲，损坏更换 | 1次/年 |
| 12 | 盘管滤网、电机轴承 | 清洁、检查，损坏更换 | 1次/季 |
| 13 | 电动机润滑 | 加润滑油 | 1次/季 |
| 14 | 设备房地漏 | 检查、清理 | 1次/季 |
| 15 | 冷却塔风机 | 检查、调整风叶角度 | 1次/半年 |
| 16 | 压力表、温度计 | 检测 | 1次/半年 |
|  |  | 损坏更换 | 1次/半年 |
| 17 | 排气阀 | 损坏更换 | 1次/半年 |
| 18 | 安全阀 | 检测 | 1次/年 |
| 19 | 设备机座 | 检查、紧固地脚螺栓 | 1次/半年 |
| 20 | 管道吊支架 | 如有松动、脱落，紧固、更换 | 1次/半年 |
| 21 | 制冷剂量 | 测漏、补充制冷剂 | 1次/半年 |
| 22 | 冷冻水 | 补充乙二醇浓度 | 1次/年 |
| 23 | 压缩机电机绝缘 | 检查 | 1次/年 |
| 24 | 管道保温 | 修补更换 | 1次/年 |
| 25 | 管道防锈 | 除锈，刷漆或换管 | 1次/年 |
| 26 | 电气主回路、二次回路 | 检查、测试 | 1次/年 |
| 27 | 综合检查保养项目及完好标准 | (1) 制冷量、冷却能力及运行参数基本达到设计要求或工艺需要，无超温、超压现象。<br>(2) 各传动系统运转正常，润滑良好，油质符合要求，运行噪声符合环保部门规定。<br>(3) 清洁，无腐蚀、破坏、漏水、漏风和堵塞现象。<br>(4) 附件齐全，灵敏可靠，保温良好，色标正确。<br>(5) 电气控制系统级保护装置齐全，工作正常 | 1次/年 |

9. 空调系统运行故障应急处理方法(表3-4)

表 3-4　空调系统运行故障应急处理

| 现象 | 原因分析 | 处理方法 |
|---|---|---|
| 水泵/压缩机无法启动 | 是否停电 | 暂时关闭电源,确保安全 |
| | 电源开关是否合上 | 合上电源开关 |
| | 电源保险丝是否断 | 更换保险 |
| 水泵启动但水未流动 | 补充水是否不够 | 加满足量的补充水 |
| | 水管上阀门未开足 | 开足水阀门 |
| 压缩机不按设定温度动作 | 冷冻水调节阀开得是否足够大 | 开大调节阀 |
| | 设定的控制温度是否够大 | 调整水温设定 |
| 制冷时压缩机停止后无法自行启动 | 冷冻水火冷却水水流量是否合适 | 调节到合适流量 |
| | 设定的控制温度是否合适 | 调节水温设定 |
| | 冷冻水过滤器是否堵塞 | 使过滤器畅通 |
| 制冷很短时间压缩机停止运行(按启动键后压缩机可重新启动) | 冷凝器中冷却水是否流动,水压是否太低 | 提供足够的冷却水 |
| | 冷却水泵是否停止 | 启动冷却水泵 |
| | 冷却塔风机是否启动 | 使冷却塔正常运转 |
| | 冷却水过滤器是否堵塞 | 清除堵塞物 |
| | 喷嘴是否堵塞 | 检查、清洗 |
| 冷冻水温度异常 | 冷冻水阀门是否关闭 | 打开水阀门 |
| | 设定温度是否合适 | 调整设定温度 |

10. 相关记录

(无)

# 3.21　锅炉水处理作业指导书(Q/LYHQ-324—2019)

1. 目的

对锅炉房水处理工作进行规范,确保锅炉安全运行。

2. 适用范围

适用于锅炉房水处理岗位的工作控制。

3. 职责

(1) 动力保障科科长负责对锅炉房的各项工作进行检查考核。

（2）水处理工负责锅炉的经济、安全运行。

4. 工作程序

（1）锅炉水质处理人员应持有效证件上岗，严格执行国家对工业锅炉生产的水质标准。

（2）正确掌握水处理设备以及制水工艺方法，保证锅炉用水。

（3）锅炉用水及锅炉化验项目和次数：

- 软化水：锅炉给水硬度应≤0.03 mEq/L。
- 锅炉水：碱度≤28 mEq/L。
- 锅炉水：氯根≤800 mEq/L。
- 锅炉水：pH 值 10～12。
- 化验次数：早晚各 1 次。

（4）根据水质情况负责钠离子再生工作。在再生过程中，保证盐水箱中有足够的保护溶液。

（5）根据锅炉水化验的结果向司炉人员提出排污要求，并做好记录。

（6）负责锅炉防腐保养工作。

（7）做好化验仪器设备的维护和保养工作。

（8）做好离子交换器、再生剂的管理工作，确保离子交换器与软水箱水质指标相符。

5. 相关记录

（无）

## 3.22 锅炉维护作业指导书（Q/LYHQ-325—2019）

1. 目的

对锅炉房的工作进行规范，确保锅炉正常运行，保证全院用汽部门的正常用汽。

2. 适用范围

适用于锅炉房维护的工作控制。

3. 职责

（1）动力保障科科长负责对锅炉房的各项工作进行检查考核。

（2）司炉工负责锅炉的经济、安全运行。

4. 工作程序

1）锅炉报修程序

（1）若锅炉设备、锅炉内外管道阀门等发生故障，立即书面报告有关负责人员，负责人立即向厂家报修，并做好记录。

（2）修理过程中应有人陪同，并验收、签字。

(3) 其他修理,一般由司炉工维修人员解决,但应做好记录。

(4) 水、电等若不能自行解决的,可按照维修部报修手续办理。

2) 设备维修保养制度

(1) 每月定期保养锅炉各部件。

(2) 每天检查燃烧器状况。

(3) 锅炉每 6 个月小修 1 次,每年大修 1 次。

(4) 压力表每 6 个月检验 1 次,安全阀每年检验 1 次。

(5) 每天检查阀门使用情况,如漏汽,应立即修理。

(6) 每班检查高低水位警报器情况。

(7) 保证进水泵正常运行,严防锅炉缺水。

3) 交接班要求

(1) 每班次锅炉操作工至少 2 人,班次交接人员应到位,接班者应提前 10 分钟接班,必要时现场进行交接,实行各项监督制度。

(2) 司炉工每天冲洗水位装置,有接班司炉工监督,交接班司炉工冲洗水位表 1 次。

(3) 接班司炉工每天监督排污,交接司炉排污 1 次。

(4) 检查锅炉各大附件,如安全阀、水位表、压力表、给水设备和电施情况,保证锅炉正常运行。

5. 相关记录

(无)

## 3.23 输配电作业指导书(Q/LYHQ-326—2019)

1. 目的

对输配电工作进行规范,保障医院正常用电。

2. 适用范围

适用于对输配电作业的控制。

3. 职责

(1) 动力保障科负责输配电工作的检查与监督。

(2) 输配电间工作人员负责输配电设备设施的运行管理。

4. 工作程序

1) 高压电工变配电房安全操作规程

(1) 输配电间应配备兼职管理人员,管理人员持有效的"高压电工操作证",每年要复证。

（2）应备有合格的安全用品，如红白带、绝缘棒、绝缘手套、绝缘鞋、临时接地线、安全遮栏、警告牌、绝缘毯和灭火器械，应付事故时的照明用电设备，安全用品每半年校验1次。

（3）输配电间进行土建、油漆修理时，参加维修的非电工人员，应事先经主管部门批准和办理进入登记手续，在高低电工的监护下方可工作。

（4）输配电间内部结构和设施，应防水、防火、防漏和防小动物；室内应保持通风良好。

（5）确保变压器无漏电、渗油，观察油位，油的颜色是否加深变黑，变压器无异常声音，变压器和套管清洁，无裂纹与放电痕迹。

（6）不得堆放与配电工作无关的物品，严禁存放易爆、易燃物品。

（7）装有温度计，高温季节应注意通风降温。

（8）无高压电工监护下，低压电工不得操作，变配电房周围应有明显的标志。

（9）除工作制度外，送电应到现场察看，断电应到现场验记。严格做到情况不明不送电。

（10）断送电应有两人同时进行，一人操作一人监护，监护人员应认真核对后，方可进行。

（11）定期检修，保养配电装置应提前7天通知。

2）输配电间倒闸操作步骤

（1）断开（需停电的低压总开关回路）各分路开关。

（2）断开低压补偿电容器开关。

（3）断开低压总开关。

（4）将联锁钥匙旋转拨出。

（5）将钥匙插入联络柜锁孔内旋转。

（6）合上联络柜开关。

（7）合上低压补偿电容器开关。

（8）合上各分路开关。

3）变配电停送电操作步骤

（1）停电：

- 断开各分路开关。
- 断开低压补偿电容器开关。
- 断开低压总开关。
- 断开高压开关。
- 断开高压避雷器开关。
- 断开高压电流互感器开关。

（2）送电：

- 合上高压电流互感器开关。

- 合上高压避雷器开关。
- 合上高压开关。
- 合上低压总开关。
- 合上低压补偿电容器开关。
- 合上各分路开关。

4）电工值班

（1）值班时间：当日 17:00 至次日 8:00。

（2）值班时间内应坚守岗位，严禁离院。

（3）电工值班期间，有事应到现场做维修处理。

（4）值班人员应每天做工作记录，次日交班清楚，值班簿交主管，并签字确认。

（5）当日 17:00 至次日 8:00 遇到紧急情况可报告当日行政总值班。

（6）电工值班要调班，向部门负责人汇报。

5）配电间交接班制度

（1）查阅电系运行继线方式的变更。

（2）查阅运行记录和其他各种记录。

（3）口头讲清、问清模拟结线的状况。

（4）交清防止事故，可发性所需特别注意事项。

（5）讲清所做的有关准备工作变更。

（6）分别点清操作票、工作票和停、付单等情况。

（7）讲清、问清现场规程、图纸资料的变更情况。

（8）现场巡回检查设备、房屋及场地、清洁情况。

（9）清点安全用品。

（10）交接工具、仪表及变电所钥匙。

5. 相关记录

（无）

## 3.24　电梯维护保养验收作业指导书（Q/LYHQ-327—2019）

1. 目的

对电梯维修保养的验收工作进行规范，确保电梯安全、有效地运行。

2. 适用范围

适用于电梯维修和保养工作验收的控制。

3．职责

（1）动力保障科负责电梯维护保养工作的验收、检查和监督。

（2）电梯保养组负责电梯服务计划的实施，包括电梯保养和急修以及电梯改造和大修。

4．工作程序

1）验收

（1）质检员对施工记录进行审验，并按"电梯安装检验规程"所列项目逐项检验，核对"电梯安装施工自检报告"中自检数据的真实性。

（2）配装标准砝码检测设备在额定载荷和超载状态下的运行性能和质量的检验。

（3）对检验中提出的问题，质检员填发《整改通知书》，由项目负责人组织整改合格后，经质检员复验并对合格项签认，不合格项继续整改直至合格。

（4）质检员填写《电梯安装自检报告》，经部门负责人批准后，报有效的检测机构进行最终检测，对提出的整改项目限期完成。

2）交验

（1）电梯取得检测机构出具的合格证后具备交验资格。

（2）质检员会同供方代表，审核施工记录，对设备进行运行性能检验。

（3）在交验中，供方提出不同要求，在安装范围内的尽一切努力解决，若超出安装范围无法确定的，及时报告部门负责人。

（4）交验合格，由质检员填写《竣工验收单》，双方签字，一式两份，同时移交所有施工记录，委托方一份，医院一份。

（5）安装后服务，按《安装、修（售）后服务管理规程》执行。

5．施工记录名细（表3-5）

表3-5　各种施工记录表

| 序号 | 施工记录 | 备注 |
| --- | --- | --- |
| 1 | 《电梯安装合同书》 | 委托方复印件、存档原件或复印件 |
| 2 | 《生产任务通知书》 | 存档原件 |
| 3 | 《施工通知书》 | 存档原件 |
| 4 | 《生产任务书》 | 存档原件 |
| 5 | 《施工安全协议》 | 委托方复印件、存档原件或复印件 |
| 6 | 《开工告知书》资料 | 委托方原件、存档原件 |
| 7 | 《电梯安装过程记录》 | 委托方复印件、存档原件 |
| 8 | 《电梯安装施工自检报告》 | 存档原件 |
| 9 | 《不具备验收项整改通知书》 | 存档原件 |

(续表)

| 序号 | 施工记录 | 备注 |
|---|---|---|
| 10 | 《整改通知书》 | 存档原件 |
| 11 | 《电梯安装自检报告》 | 委托方原件、存档原件 |
| 12 | 《检测报告》、合格证 | 委托方原件、存档原件、合格证存档复印件 |
| 13 | 《交验告知书》 | 存档原件 |
| 14 | 《交验通知书》 | 存档原件 |
| 15 | 《竣工验收单》 | 委托方原件、存档原件 |
| 16 | 《电梯土建图》 | 委托方原件、存档原件或复印件 |

6. 相关记录

（无）

## 3.25 污水处理作业指导书（Q/LYHQ-328—2019）

1. 目的

对医院污水处理工作进行规范，确保污水排放达标。

2. 适用范围

适用于全院污水的处理，包括全院生活污水、粪便污水和病房的污水。

3. 职责

(1) 动力保障科科长负责对污水处理工作的检查和监督。

(2) 污水处理工负责污水处理站的正常运行。

4. 工作程序

1) 开机准备

(1) 每天上岗前检查污水处理设备，如污水泵、加氯机、液氯钢瓶，确保运行正常。

(2) 开机先开水泵，后开水。加氯机应在水流正常时开机。

2) 操作要求

(1) 做好设备的巡视工作，每2小时巡视1次，并做好记录。

(2) 每天上午10:00和下午15:00分别进行水质分析，按规定进行余氯测试，并做好记录。水样如不符合标准，应及时调整加氯量，并于1小时后再进行余氯测试。

(3) 每月中旬做好水质的培养。

3) 关机及交班记录

(1) 关机先关氯，完全关闭后再关水。

（2）和接班人员确认液氯钢瓶数量，方可下班。

4）设备操作

（1）每天检查水泵机，并做好记录，遇到水泵故障，及时汇报。

（2）每天做好二次余氯的测试工作，并做好记录，遇到余氯不足或超出应调整加氯量。

（3）发生泄漏氯气的事故，及时处理，事后及时报告。

（4）遵守污水处理站的工作制度和医院的其他制度，服从领导的工作安排。

5）清洁工作

（1）每天打扫污水处理站内外环境，保持工作场所的清洁。

（2）每周二、五清理污水池内的污染物，并对污染物进行处理。

（3）每周 1 次运输氯气，每月送水样进行测试。

6）水质分析工作

由每日当班工作人员进行水质分析，每日 2 次，取水样 200 mL，加 36％冰醋酸 10 mL，10％碘化钾 5 mL，加入淀粉溶液使其变蓝，用 0.0978 硫代硫酸钠准液滴定至蓝色褪去，读出硫代硫酸钠的用量，计量余氯量（硫代硫酸钠用量在 1.7～2.0 mL 之间为正常值）。

$$余氯量＝硫代硫酸钠用量×3.546。$$

7）设备维修及保养

机器发生故障应及时修理，通常情况下是先保养后维修，确保机器正常运转。

8）污水处理

（1）在进入设备池中施工前，应检测设备池内水量的深度和气体的危害程度；当施工人员进入设备池体内部施工时，应穿戴安全防护用具，水深不得超过 1.5 米；有害气体较浓时，应用鼓风机对设备池内部进行连续充气，或用高压消防水枪进行喷水，使有害气体进行自然外泄，排气 2 小时，进行检测确认后，施工人员方可进入。

（2）当进入设备池体清污施工时，设备入口上方应有两名以上施工人员进行监护、操作。两名施工人员做好安全措施后进入设备内部进行施工，不得连续施工超过 1 小时和疲劳施工现象。

（3）在进入设备内部施工的一切人员不得随意使用明火操作，如在施工时必须使用明火，需持有动火许可证（按有关部门的规定）；在进入设备内部前，应用明火投入进口处进行试验，检测是否有"爆鸣"现象，无异常后方可进入，避免废气发生爆炸事故。

在设备施工时，若施工人员安全措施不足，或有其他危险现象出现，应向部门负责人汇报，并立即停止施工。

5. 相关记录

（无）

# 4 对外包服务机构每月考核标准表

## 4.1 电梯操作岗位考核标准表(一)

| 工作质量标准 | 未达标扣罚标准 | 考核频率 |
|---|---|---|
| 着装规范,6:00—20:00站岗服务 | 发现一次扣0.5分 | |
| 必须经过专业培训合格后持证上岗 | 发现一次扣1分 | |
| 规范语言报站,在医院组织的文明窗口检查中不失分 | 发现一次扣1分 | |
| 电梯到达底楼,操作人员必须出门迎送。文明用语,热情服务,优先照顾急诊患者、老弱乘客乘梯 | 未做到一次扣0.3分 | |
| 按照规范实行乘客前试运行,按照规定填写电梯运行记录 | 未做到一次扣0.2分 | 每月两次 |
| 做好桥厢的清洁卫生工作 | 未做到一次扣0.3分 | |
| 确保电梯安全操作,遇到紧急情况按规定处理,并做好解释 | 未做好解释工作引起投诉查实一次扣0.3分 | |
| 除特殊情况电梯不能跳站不停 | 发现一次扣0.5分 | |
| 院精神文明办公室考核满意率达标(95%) | 低于标准每1%扣0.5分 | |
| 医院爱卫会检查达标 | 不合格扣0.5分 | |

注:1. 电梯运行在市、区文明检查中失分扣5分。
　　2. 以上项目第二次发生加倍扣罚;第三次发生一罚五。
　　3. 每月两次考核取平均分,高于等于90分,按合同付款;每低1分扣合同管理费0.5%。

## 4.2 电梯维修考核标准表(二)

| 工作质量标准 | 未达标扣罚标准 | 考核频率 |
|---|---|---|
| 1. 做好日常电梯检修、维修、保养工作。<br>2. 出现故障应及时修理 | 未做到一项扣1分 | |
| 1. 电梯维修人员必须24小时在院内值班。<br>2. 急修须10分钟内到达现场,并组织积极有效的抢修措施 | 未做到一项扣1分 | 每月一次 |
| 保障医院各电梯安全运行,电梯配件无损坏,运行无异声 | 未做到此项扣0.5分 | |

（续表）

| 工作质量标准 | 未达标扣罚标准 | 考核频率 |
|---|---|---|
| 根据医院电梯实际使用情况，制订电梯的日常维修计划以及电梯大修、中修更新计划，并报后勤管理处备案 | 未做到此项扣 1 分 | 每月一次 |
| 制订电梯出现故障时的应急措施，确保医院医、教、研工作的顺利开展 | 未做到此项扣 1 分 | |
| 维修保养实行持证操作，维护保养时应放置警告牌 | 未做到此项扣 0.5 分 | |
| 轿顶、地坑保持清洁，精度应在规定范围内 | 未做到此项扣 1 分 | |

注：每月一次考核按实际考核分数计算，高于等于 90 分，按合同付款；每低 1 分扣合同管理费 0.5%。

## 4.3　电话总机考核标准表（三）

| 工作质量标准 | 未达标扣罚标准 | 考核频率 |
|---|---|---|
| 工作人员穿着规范服装，挂牌工作 | 未做到一次扣 0.2 分 | 每月一次 |
| 工作人员必须经过培训，合格后持证上岗 | 未持证上岗扣 0.5 分 | |
| 工作用语规范，讲普通话 | 发现一次扣 0.3 分 | |
| 总机号码 58222 和 58400 铃响三次内接通 | 发现一次未做到扣 0.5 分 | |
| 机房整洁，不得与他人闲聊 | 发现一次扣 0.5 分 | |
| 交班记录清楚 | 发现一次扣 0.3 分 | |
| 每月做好话机的消毒工作一次 | 发现一次扣 0.5 分 | |
| 交换机有台账，维修有记录 | 发现一次扣 0.5 分 | |
| 院精神文明办公室考核满意率达标（95%） | 低于标准每 1% 扣 0.5 分 | |
| 医院爱卫会检查达标 | 检查不合格扣 0.5 分 | |

注：1. 电话总机在市、区文明检查中失分扣 5 分。

2. 以上项目第二次发生加倍扣罚；第三次发生以一罚五。

3. 每月一次考核按实际考核分数计算，高于等于 90 分，按合同付款，每低 1 分扣合同管理费 0.5%。

## 4.4　宿舍管理考核标准表（四）

| 工作质量标准 | 未达标扣罚标准 | 考核频率 |
|---|---|---|
| 工作人员着装规范，挂牌上岗 | 发现一次扣 0.2 分 | 每月一次 |
| 做好各楼层面、走廊、公共场所及房间吊扇的清洁卫生工作 | 未做到一项扣 0.3 分 | |

（续表）

| 工作质量标准 | 未达标扣罚标准 | 考核频率 |
|---|---|---|
| 执行安全条例，检查各房间是否存在违规用电、用气情况 | 未做到一项扣 1 分 | 每月一次 |
| 严把入住关，人员入住须经科教处批准 | 未做到一项扣 0.5 分 | |
| 24 小时值班不脱岗，上班不干私活、不闲聊 | 未做到一项扣 0.5 分 | |
| 检查设施是否完好，出现故障及时报修 | 未做到一项扣 0.5 分 | |
| 院精神文明办公室考核满意率达标（90%） | 低标准每 1% 扣 0.5 分 | |
| 医院爱卫会检查达标 | 检查不合格扣 0.5 分 | |

注：1. 确保不因卫生质量影响医院荣誉，违者按医院相关条款处理。
　　2. 以上项目第二次发生加倍扣罚；第三次发生以一罚五。
　　3. 每月一次考核按实际考核分数计算，高于等于 90 分，按合同付款；每低 1 分扣合同管理费 0.5%。

## 4.5　驾驶班考核标准表（五）

| 工作质量标准 | 未达标扣罚标准 | 考核频率 |
|---|---|---|
| 必须经过专业培训，持证上岗 | 若有发现，解除合同 | 每月一次 |
| 做好车辆的例行保养工作 | 未做到一次扣 1 分 | |
| 保持车容整洁，保证出院车辆处于良好状态 | 发现违规一次扣 0.5 分 | |
| 遵守交通法规，安全行车，做好车辆行驶安全记录，减少直至杜绝车辆事故发生 | 发现违规一次扣 2 分 | |
| 凭单出车，根据医院有关部门开出的车单，按事件的轻重缓急排出车辆日程表，保证医院内医、教、研活动的顺利进行；禁止跑私车；夜间值班出现特殊情况由总值班补单 | 发现无车单出车 1 次扣 5 分 | |
| 节约能源、不浪费汽油，车辆按指定位置停放 | 发现违规一次扣 0.3 分 | |
| 保证医院应急车辆随时备发；严禁有车不出，保证按时出车 | 发现违规一次扣 0.5 分 | |
| 车辆大修、中修必须在年初拟定计划报后勤管理处审核后实施 | 发现未报扣 5 分 | |
| 院精神文明办公室考核满意率 90% | 低于标准每 1% 扣 0.5 分 | |

注：1. 确保不因服务质量影响医院荣誉，违者按医院相关规定处理。
　　2. 以上项目第二次发生加倍扣罚；第三次发生以一罚五。
　　3. 每月一次考核按实际考核分数计算，高于等于 90 分，按合同付款；每低 1 分扣合同管理费 0.5%。

## 4.6　绿化养护考核标准表(六)

| 工作质量标准 | 未达标扣罚标准 | 考核频率 |
|---|---|---|
| 负责全院绿化面积的养护,以及会议用盆花栽培、摆放。会议摆花凭申请单 | 发现一次扣0.5分 | 每月一次 |
| 严格按照绿化合同做好各时段的除虫、除草工作以及花枝草木的修剪工作 | 有一项扣3分 | |
| 保持大花园水池水质的良好,水不浑浊,水面无垃圾 | 发现一次扣1分 | |
| 绿化有损坏应及时补种 | 发现一处扣0.5分 | |
| 医院动用绿化场地时,做好树木花草的移栽工作,不让黄土见天,保证存活率99%以上 | 未达标一处扣2分 | |
| 保证市花园单位、全国绿化先进单位、全国绿化造林400佳单位等荣誉称号 | 损失一项荣誉扣20分 | |
| 院精神文明办公室考核满意率达90% | 低于标准每1%扣0.5分 | |

　　注:1. 以上项目第二次发生加倍扣罚;第三次发生以一罚五。
　　　2. 每月一次考核按实际考核分数计算,高于等于90分,按合同付款;每低1分扣合同管理费0.5%。

## 4.7　太平间考核标准表(七)

| 工作质量标准 | 未达标扣罚标准 | 考核频率 |
|---|---|---|
| 保证24小时不间断服务,病区、急诊随叫随到(10分钟到场),遇特殊情况须说明原因 | 违规一次扣1分 | 每月一次 |
| 做好尸体的接受登记工作,尸体准确率达100% | 差错一次扣2分 | |
| 确保不发生尸体的腐烂现象,尸体完好率达100% | 发现一次扣1分 | |
| 检查冷冻机的性能,发现故障及时报修 | 未及时报修扣1分 | |
| 做好冷冻室的清洁、消毒工作 | 发现一次扣1分 | |
| 处理无主尸体,应及时报告保卫科;分管院领导、后勤管理处根据医院要求协助处理 | 未及时报告一次扣1分 | |

　　注:1. 确保不因服务质量影响医院荣誉,违者按医院相关规定处理。
　　　2. 以上项目第二次发生加倍扣罚;第三次发生以一罚五。
　　　3. 每月一次考核按实际考核分数计算,高于等于90分,按合同付款;每低1分扣合同管理费0.5%。

## 4.8　被服洗涤考核标准表(八)

| 工作质量标准 | 未达标扣罚标准 | 考核频率 |
|---|---|---|
| 对医院各部门交洗的各项被服用品进行清点、验收和发放,对病房大楼实行收送服务。对每天交洗清点和验收的被服数进行登记、汇总并制成报表,每月将汇总报表交后勤管理处 | 未做到一次扣1分 | 每月一次 |
| 根据清点核对的数量,洗涤后如数交被服室验收、签收;如有缺损,则照价赔偿 | 未做到一次扣1分 | |
| 对收集的脏污被服要放置在指定的堆放处,手术室、产婴室、动物房的被服要单独堆放,有色被服及严重污染的被服要分开洗涤 | 未做到一次扣1分 | |
| 被服室对洗涤后的被服用品要认真检查,对没有洗净、干透、有破洞、掉扣、少带等不合格的被服不得发向各科室 | 一经查实,按每件罚款0.1分 | |
| 由于操作不当或使用洗涤材料失误,造成被服损坏的,要照价赔偿。公司无权申请报废被服用品,由后勤管理处查核确系自然损耗报废范围后,才能向被服库房申报 | 由于洗涤材料失误,造成被服损坏,翻倍罚款;发现做假账扣5分 | |
| 对医院交给的各类棉织品制作任务,做到保质保量,准时完成 | 未做到一次扣0.2分 | |
| 对一些有特殊要求的科室能上门量尺寸 | 未做到一次扣0.2分 | |
| 缝纫制品的收费与市场接轨,价格合理,收费标准须经后勤管理处认可备案 | 未做到一次扣0.2分 | |
| 对科室定做的缝纫制品在一周内交货,急需缝纫制品在规定时间内交货 | 未做到一次扣0.5分 | |
| 环境整洁,医院爱卫会检查达标 | 检查不合格扣0.5分 | |
| 院精神文明办公室考核满意率达85%以上 | 低于标准每1%扣0.5分 | |

注:1. 确保不因卫生质量影响医院荣誉,违者按医院相关条款处理。

　　2. 以上项目第二次发生加倍扣罚;第三次发生以一罚五。

　　3. 每月一次考核按实际考核分数计算,高于等于90分,按合同付款;每低1分扣合同管理费0.5%。

## 4.9　患者膳食科考核标准表(九)

| 工作质量标准 | 未达标扣罚标准 | 考核频率 |
|---|---|---|
| 有明确的岗位责任制度和考查制度,并备录在案 | 未有一项扣0.5分 | 每月两次 |
| 工作人员持有效健康证与食品法卫生知识培训合格证上岗 | 发现一人次扣2分 | |
| 验收制度完整,每天有验收记录并存档备查 | 未有一项扣1分 | |

（续表）

| 工作质量标准 | 未达标扣罚标准 | 考核频率 |
|---|---|---|
| 做好成本核算，月盈亏±＜5％，年盈亏±＜1％，并记录在案；及时报告设备、设施、工具的使用状况 | 未做好成本核算一次扣2分；月盈亏超标扣5分；年盈亏超标扣20分；未及时申报扣0.5分 | 每月两次 |
| 食品加工、烹调及食具清洗严格按规范操作 | 发现一次扣0.5分 | |
| 菜肴做到留样24小时（留样量125克） | 发现一次扣0.5分 | |
| 个人卫生：严格执行"三白""四勤"，佩戴工号牌上岗 | 发现一次扣0.5分 | |
| 内环境卫生：窗明地洁，厨房、餐厅清洁无害，泔脚桶上有盖、外清洁、日日清，冰箱每月清洗一次 | 发现一次扣0.5分 | |
| 服务态度做到"四热""三保"，确保患者入院当天能顺利就餐 | 发现一次扣0.5分 | |
| 餐前90分钟开始将饭菜装盘，确保患者准时开饭。饭车出门时间不早于——早餐6:30；午餐11:00；晚餐17:00，确保患者30分钟内就餐 | 发现一次扣1分 | |
| 供应菜肴品种符合精神文明考核标准 | 未达标一次扣0.5分 | |
| 管理人员每周两次听取患者意见和要求；订餐人员及时反馈患者意见和要求，有整改措施，并有记录 | 未做一次扣0.5分 | |
| 确保服务质量，尽量降低患者投诉率 | 投诉属实一次扣2分 | |
| 院精神文明办公室考核满意率达75％ | 低于标准每1％扣0.5分 | |

注：1. 发现食物中毒事件，实行一票否决，扣20分。
　　2. 以上项目第二次发生加倍扣罚；第三次发生以一罚五。
　　　"三白"：服装、口罩、帽子。
　　　"四勤"：理发、洗澡、换衣、剪指甲。
　　　"四热"：热饭、热菜、热汤、热心。
　　　"三保"：保质、保量、保证卫生。
　　3. 每月两次考核取平均分，高于等于90分，按合同付款；每低1分扣合同管理费0.5％。

## 4.10　餐饮服务送餐考核标准表（十）

| 工作质量标准 | 未达标扣罚标准 | 考核频率 |
|---|---|---|
| 工作人员穿着规范服装，挂牌上岗 | 发现一次扣0.2分 | 每月两次 |
| 必须经过专业保洁培训，持证上岗 | 发现一次扣0.5分 | |
| 分发饭菜或开饭前必须洗净双手，戴口罩、帽子、袖套，带好菜单 | 发现一次扣0.2分 | |
| 个人卫生整洁，不戴戒指，不戴耳环，不留长指甲，不涂指甲油，保持服装整洁 | 发现一次扣0.2分 | |

| 工作质量标准 | 未达标扣罚标准 | 考核频率 |
|---|---|---|
| 严格执行查对制度,按照预约单领、发饭菜,保证新患者用餐需求 | 患者未吃到第一餐扣 0.5 分;饭菜差错一次扣 0.5 分;特别饮食(治疗菜)差错扣 0.5 分 | 每月两次 |
| 提高服务质量,对饭菜质量问题及时反馈给膳食保障科 | 未做到一次扣 0.5 分 | |
| 按时回收餐具,每餐倾倒泔脚,做好交接工作,保持饭车整洁,做到无油腻、污垢,如有损坏及时报修;餐盘数量齐全,缺一罚一 | 饭车不洁扣 0.2 分<br>饭车人为损坏扣 1 分<br>餐盘未及时收回一只扣 0.2 分 | |
| 气温低于规定温度,饭车必须充电,保证患者吃到热饭热菜 | 未做到一次扣 1 分 | |
| 每周两次听取患者意见和要求,及时反馈信息;出现问题有整改措施并记录在案 | 未做到一次扣 0.5 分 | |
| 热情服务,有问必答,确保患者对服务态度满意率>90% | 说忌语一次扣 0.5 分<br>患者投诉一次扣 0.5 分<br>满意率低 1 分扣 0.5 分 | |

注:1. 以上项目第二次发生加倍扣罚;第三次发生以一罚五。
　　2. 每月两次考核取平均分,高于等于 90 分,按合同付款;每低 1 分扣合同管理费 0.5%。

## 4.11　职工用餐服务机构考核标准表(十一)

| 工作质量标准 | 未达标扣罚标准 | 考核频率 |
|---|---|---|
| 有明确的岗位责任制度和考查制度并备录在案 | 未有一项扣 0.5 分 | 每月不少于两次 |
| 工作人员持有效健康证与食品法卫生知识培训合格证上岗 | 发现一人次扣 1 分 | |
| 验收制度完整,每天有验收记录并存档备查 | 发现一次扣 1 分 | |
| 做好单品种成本核算,每月上报后勤管理处并记录在案;做好日报表、月报表,后勤管理处随时抽查 | 未做好一项扣 5 分 | |
| 食品加工、烹调及食具清洗严格按规范操作 | 发现一次扣 0.5 分 | |
| 菜肴按规定留样 24 小时 | 发现一次扣 0.5 分 | |
| 个人卫生:严格执行"三白""四勤",佩戴工号牌上岗 | 发现一次扣 0.5 分 | |
| 内环境卫生:窗明地洁,厨房、餐厅清洁无害,泔脚桶上有盖、外清洁、日日清;<br>餐厅环境卫生:整洁 | 发现一次扣 0.5 分 | |
| 服务态度做到"四热""四保" | 发现一次扣 0.5 分 | |
| 供职工用餐价格须经后勤管理处确认,不得随意提价;若因副食品调价,须报后勤管理处按有关程序审核认定后实施 | 发现一次扣 5 分,并没收调价所得 | |
| 保证菜肴色、香、味,午餐供应菜品种在 15 种以上,晚餐 10 种以上 | 少一种扣 0.5 分 | |

| 工作质量标准 | 未达标扣罚标准 | 考核频率 |
|---|---|---|
| 窗口有明确的菜肴品种及价格标识,准时开饭,并要适时调整菜品种 | 发现一次扣1分 | 每月不少于两次 |
| 不得有穿职工制服或患者制服的人员在餐厅内用餐 | 发现一人次扣0.1分 | |
| 院精神文明办公室考核满意率达75%以上,后勤考核评估合格（90分以上） | 低于标准每1%扣0.5分 | |

注:1. 发现食物中毒事件,实行一票否决,责令停业整顿;若情节严重,医院有权终止合同。
　　2. 以上项目若重复发生,则加倍扣罚。
　　　"三白":服装、口罩、帽子。
　　　"四勤":理发、洗澡、换衣、剪指甲。
　　　"四热":热饭、热菜、热汤、热心。
　　　"四保":保质、保量、保证卫生,保证因抢救患者和手术误餐人员吃到可口饭菜。
　　3. 每月两次考核取平均分,高于等于90分,按合同付款;每低1分扣合同管理费0.5%。

## 4.12　设备机房考核标准表（十二）

| 工作质量标准 | 未达标扣罚标准 | 考核频率 |
|---|---|---|
| 1. 所有空调机组运行稳定,电机、水泵、冷却塔工作正常。<br>2. 有维修、保养、检查和运行记录。<br>3. 电机保护齐全,水泵无杂音,水封滴水不成线 | 未做到一项扣0.5分 | 每月一次 |
| 每年冬、夏两季开放中央空调前,对冷却泵进行全面保养 | 未做到此项扣1分 | |
| 保障医院正常的热水供应,热水供应时段水温达到（夏季50 ℃～60 ℃,冬季60 ℃～70 ℃）;且根据季节变化适当调节水温 | 未做到此项扣1分 | |
| 1. 水泵轴承应及时加油,备用泵轮周工作,做好每季度泵体检查工作。<br>2. 每年清洗水箱两次,确保各种阀门开闭灵活,系统供回路正常,密封良好,管道无滴漏 | 未做到一项扣0.5分 | |
| 保证热交换器运行正常,每年系统运行前,对全院所有水汀进出水阀、水汀片、放风、膨胀水箱及系统供回路进行检修保养,有损坏及时修理、更新 | 未做到此项扣1分 | |
| 系统运行时,保证水温及系统压力达到设计要求。 | 未做到此项扣0.5分 | |
| 1. 氧气、真空吸引、压缩空气正常供给,制氧机房通风良好,设备无积灰。<br>2. 贮槽定期保养、油漆,阀门、压力表、流量表操作自如、计量正确,管道系统无漏水。<br>3. 氧气、真空吸引保证24小时供给,空压泵启动无异声、不漏油。<br>4. 确保氧气系统正常压0.4 MPa,高低压讯号报警正常,真空泵运行压力-0.4～-0.06 MPa。<br>5. 操作室内要保持环境整洁,标识齐全 | 未做到一项扣0.5分 | |

注:每月一次考核按实际考核分数计算,高于等于90分,按合同付款;每低1分扣合同管理费0.5%。

## 4.13　锅炉房考核标准表(十三)

| 工作质量标准 | 扣罚标准 | 考核频率 |
|---|---|---|
| 做好锅炉、鼓引风机、水泵、上煤机、清烟除尘装置和除渣装置的保养工作并记录在案 | 未做到此项扣 0.5 分 | 每月一次 |
| 保证锅炉蒸汽压力在 6 kPa 以上 | 未达到此项扣 1 分 | |
| 定期检查各种装置及主要配件是否正常工作并记录在案 | 未达到此项扣 0.5 分 | |
| 锅炉每年测保一次 | 未达到此项一票否决 | |
| 保持锅炉的正常水位,每班冲洗水位表一次,每天排污两次 | 未达到一项扣 0.5 分 | |
| 保持操作室 24 小时有人值班,严防因操作不当而导致烟尘排放超标 | 未达到此项扣 0.5 分 | |
| 定期巡回检查锅炉各部位的运行情况,发现问题及时处理报告,做好锅炉日运行记录工作 | 未达到此项扣 0.5 分 | |
| 锅炉运行时密切注意转动部分的润滑情况,严防因缺油而损坏设备 | 未达到此项扣 1 分 | |
| 锅炉房各种管道设施保温良好,色标明显,标识清楚 | 未达到此项扣 0.2 分 | |

注:每月一次考核按实际考核分数计算,高于等于 90 分,按合同付款;每低 1 分扣合同管理费 0.5%。

## 4.14　电话维修考核标准表(十四)

| 工作质量标准 | 未达标扣罚标准 | 考核频率 |
|---|---|---|
| 1. 负责医院总机房的日常维护工作<br>2. 做好电话线架后养护工作,保障通信正常<br>3. 随时排除医院总机房程控交换机故障<br>4. 及时修理线路故障,保证医院通信畅通<br>5. 对线路维修要有台账记录,消耗台账记录必须报修科室签字 | 未做到一项扣 0.5 分 | 每月一次 |
| 负责对外联系医院投币电话的修理工作,并验收维修是否合格 | 未做到一次扣 0.5 分 | |
| 1. 根据医院要求,上门修理各部门电话机<br>2. 科室提出移机及新装话机由后勤管理处确认批准后 3 天内完成,并按规范施工,不破坏房屋原有装修及结构 | 未做到一项扣 0.5 分 | |
| 1. 根据程控交换机的操作要求,建立工作台账<br>2. 制订程控交换机大、中修计划,并报后勤管理处备案 | 未做到一项扣 0.5 分 | |
| 对部门使用的电话机出现故障应尽量修复,如确系无修理价值,须办理相关报损手续,才能作报废处理 | 未做到一项扣 0.5 分 | |
| 接报修电话,小修 2 小时,移机、新装话机 24 小时内完成 | 未做到一项扣 0.5 分 | |

注:每月一次考核按实际考核分数计算,高于等于 90 分,按合同付款;每低 1 分扣合同管理费 0.5%。

## 4.15　物业维修考核标准表（十五）

| 工作质量标准 | 未达标扣罚标准 | 考核频率 |
|---|---|---|
| 保证水、电、气设施的完好率达95%以上 | 每降低1%扣0.5分 | 每月一次 |
| 门窗等家具完好率达95%以上 | 每降低1%扣0.5分 | |
| 1. 科室报修的小修项目在8小时内完成，急修须在10分钟内到场；<br>2. 同一项目在两周内无返修；<br>3. 夜间和节假日修理随叫随到 | 未做到一项扣1分 | |
| 确保用电安全，防止用电浪费；定期检查插座、配电装置，确保完好率达到99% | 未达到此项扣1分 | |
| 管道无滴、冒、跑、漏、堵现象，工作完毕及时清理现场 | 未达到此项扣0.5分 | |
| 遇到重大手术、抢救、外来媒体采访、拍摄、大型会议等情况应根据医院通知主动配合，并确保完成 | 未达到此项扣0.5分 | 每次检查 |
| 院内停电、水、气须上报后勤管理处并经科室同意，并保证维修期间正常的医疗秩序 | 未达到此项扣1分 | 抽查 |
| 医院组织大修、中修新改建项目时，做好配合工作，在项目结束后，配合做好验收工作 | 未达到此项扣1分 | 抽查 |
| 各维修项目要有台账记录，每月工作量要有总结 | 未达到此项扣1分 | 抽查 |
| 确保不因保养不到位或抢修不及时而导致设施、设备损坏，影响医疗秩序 | 未做到此项扣1分 | 抽查 |

注：每月一次考核按实际考核分数计算，高于等于90分，按合同付款；每低1分扣合同管理费0.5%。

## 4.16　物资保障科考核标准表（十六）

| 工作质量标准 | 未达标扣罚标准 | 考核频率 |
|---|---|---|
| 严格遵守医院物资管理规定，不得违规采购或发放各类物资 | 发现违规一次扣1分 | 每月不定期考核 |
| 按时完成物资采购，一般物品一周内完成，特殊情况不能完成需在一周内向后勤管理处说明；特殊物品按科室要求完成 | 不能按照科室要求及时完成物资采购，发现一次扣0.5分 | |
| 一次性医用消耗品必须三证齐全，保证质量。如有质量问题必须停止使用，并在两周内整改完毕；如未整改加倍扣罚 | 三证不全且有质量问题，发现一次扣2分，第二次起，加倍递增扣罚 | |
| 同类产品的价格不得高于市场价，特殊情况下调整价格须报后勤管理处核准同意后执行，并由后勤管理处备案 | 同类产品价格超过市场价，发现一次扣1分，第二次起加倍递增扣罚 | |
| 每月5日报库存及各科物品消耗报告（节假日顺延） | 有延误扣0.5分 | |

（续表）

| 工作质量标准 | 未达标扣罚标准 | 考核频率 |
|---|---|---|
| 服务态度良好,无投诉;计划物品送货率90%,采购物品送货率95% | 有投诉,经核实后一次扣0.5分;同一事件有再次投诉,加倍扣罚。 | 每月不定期考核 |
| 对报废物品及时销卡、销账,一般不得超过3天 | 发现一次扣0.5分 | |
| 常规物品保证率90%,发现质量问题,必须在48小时内整改,保证质量合格率100% | 整改不及时扣0.5分 | |
| 院精神文明办公室考核满意率达标(90%) | 每低1%扣0.5分 | |
| 医院爱卫会检查达标 | 每低1%扣0.5分 | |
| 意见征询表合格率达标(90%) | 每低1%扣0.5分 | |

## 4.17　病房卫生考核标准表(十七)

| 工作质量标准 | 未达标扣罚标准 | 考核频率 |
|---|---|---|
| 工作人员穿着规定服装,挂牌工作 | 未做到一项扣0.2分 | 每月两次 |
| 工作人员必须经过专业培训,持证上岗 | 未培训上岗0.5分 | |
| 地面:每天清扫走廊、地板、楼梯二次,保持地面无烟蒂痰迹、血迹、呕吐物等 | 发现一次扣0.3分 | |
| 墙面:每周擦拭墙面,做到无污迹、痰迹、积灰;空调、电器开关、指示牌、灯箱无积灰;屋顶墙角无蜘蛛网 | 发现一次扣0.3分 | |
| 门窗玻璃:每周擦拭一次,做到清洁无积灰、污迹、痰迹等 | 发现一次扣0.3分 | |
| 室内:保持患者床单位清洁(棉制品除外),患者出院后彻底擦拭、消毒 | 发现一次扣0.3分 | |
| 阳台:保持清洁、整齐、无污垢 | 发现一次扣0.3分 | |
| 厕所:每天清扫厕所两次,保持地面清洁、干燥、无垃圾、无污迹、台盆、龙头、皂缸清洁,墙面瓷砖清洁,马桶、尿池、蹲坑无尿迹、水锈、黄斑;厕所无异味;每天清洁垃圾筒,垃圾袋装化 | 有一处扣0.5分 | |
| 每天负责清点被服(与护士做好交接工作) | 差错一次扣0.3分 | |
| 及时完成对终末患者的消毒工作 | 发现一次扣0.3分 | |
| 上午8时后无长明灯,无长流水,对水电设施损坏及时报修 | 发现一次扣0.3分 | |
| 人员更换必须进行培训,经后勤管理处同意后方可上岗 | 发现一次扣0.5分 | |
| 每天保证开水两次进病房 | 发现一次扣0.5分 | |
| 院精神文明办公室考核满意率达标(90%) | 发现一次扣0.5分 | |

注:1. 因卫生质量影响医院荣誉,将按合同有关规定处理。重复发生加倍扣罚;第三次发生以一罚五。

　　2. 两次考核取平均分,≥90分,按合同付款;每低1分扣合同管理费0.5%。

## 4.18　接送调度考核标准表(十八)

| 工作质量标准 | 未达标扣罚标准 | 考核频率 |
|---|---|---|
| 工作人员穿着规范服装,挂牌工作 | 未做到一项扣 0.3 分 | |
| 工作人员必须经医院培训、考核合格取得合格证后方可上岗 | 未做到一项扣 0.5 分 | |
| 根据不同的要求和事件的轻重缓急及时安排人接送患者;遇特殊情况,及时与科室和患者做好解释工作 | 未做到一项扣 1 分 | |
| 接驻地接送人员的电话后应及时安排人员护送完成检查的患者至病房 | 未做到一项扣 0.3 分 | |
| 语言文明,服务热情,经常倾听临床和患者的意见 | 未做到一项扣 0.3 分 | 每月两次 |
| 负责各类申请单的收送及与各医技部门进行隔天预约登记工作 | 安排不合理扣 0.5 分 | |
| 负责统计接送员的工作量 | 未做到一项扣 0.5 分 | |
| 保持室内环境整洁,无关人员不得滞留 | 未做到一次扣 0.3 分 | |
| 配合医院做好各项应急工作 | 未做到一次扣 0.5 分 | |
| 院精神文明办公室考核满意率达标(90%) | 未做到一次扣 0.5 分 | |

注:1. 确保不因接送调度质量影响医院荣誉,违者将按合同有关规定处理。
2. 以上项目第二次发生加倍扣罚;第三次发生以一罚五。
3. 两次考核取平均分,≥90 分,按合同付款;每低 1 分扣合同管理费 0.5%。

## 4.19　接送质量考核标准表(十九)

| 工作质量标准 | 未达标扣罚标准 | 考核频率 |
|---|---|---|
| 工作人员穿着规范服装,挂牌上岗 | 发现一次扣 0.5 分 | |
| 工作人员必须经培训、考试合格取得合格证后方可上岗 | 发现一次扣 0.5 分 | |
| 接送人员必须服从调度工作安排 | 发现一次扣 0.5 分 | |
| 合理安排,按时、准确完成各项接送工作,并满足相应要求 | 发现一次扣 0.5 分 | |
| 严格执行查对制度,在运送患者过程中,规范操作,杜绝差错发生 | 差错一次扣 2 分 | 每月两次 |
| 做好医院各项应急工作 | 发现一次扣 1 分 | |
| 保管好备用车辆,保持备有车辆的车容整洁,损坏及时报修 | 车况不洁,一次扣 0.5 分;损坏(人为),一次扣 2 分,照价赔偿 | |
| 微笑服务,礼貌用语,对患者服务态度满意率>90% | 忌语,一次扣 0.5 分;态度不好引起投诉,一次扣 1 分;满意度低 1 分扣 0.5 分 | |

注:1. 因接送质量影响医院荣誉,将按合同有关规定处理。
2. 以上项目第二次发生加倍扣罚;第三次发生以一罚五。
3. 两次考核取平均分,≥90 分,按合同付款;每低 1 分扣合同管理费 0.5%。

## 4.20 门急诊卫生考核标准表(二十)

| 工作质量标准 | 未达标扣罚标准 | 考核频率 |
|---|---|---|
| 工作人员穿着规范服装,挂牌服务 | 发现一次扣 0.3 分 | 每月两次 |
| 工作人员必须经过专业保洁培训,持证上岗 | 发现一次扣 0.5 分 | |
| 地面:每天清扫走廊、地板、楼梯两次,确保无积灰、无垃圾、无积水、无污垢和无死角 | 发现一次扣 0.5 分 | |
| 厕所:厕所每小时打扫不少于一次,确保无污垢、无锈斑、无漏水、无臭味和无堵塞 | 发现一次扣 0.5 分 | |
| 玻璃:每月定期擦拭,保持明亮 | 发现一次扣 0.5 分 | |
| 室内:墙壁、门、灯及其他固定配置物品定时擦拭,确保无积灰、无吊尘、无污迹(每日两次) | 发现一次扣 0.5 分 | |
| 阳台:保持干净、整洁、无污垢和无杂物(每日两次) | 发现一次扣 0.5 分 | |
| 杂物间:物品按标识摆放有序,地面干净,污物及时倾倒,桶内外清洁干净,无垃圾、无污垢(每日清洗) | 发现一次扣 0.5 分 | |
| 开水间:地面、门窗干净,无积水、无污迹(每日清洗) | 发现一次扣 0.5 分 | |
| 垃圾筒:每天清洁垃圾筒,垃圾袋装化 | 发现一次扣 0.5 分 | |
| 公共区域(大厅、电梯厅、走廊通道、楼梯和公共卫生间):定时清扫,保持清洁,确保无污迹、无积水、无污迹和无异味(每日四次,并经常巡查) | 发现一次项扣 0.5 分 | |
| 每天负责清点被服(与护士做好交接工作) | 差错一次扣 0.5 分 | |
| 做好各类患者的入院护送、送检、领药等工作 | 护送不及时扣 1 分<br>投诉一次扣 2 分 | |
| 人员更换必须培训,经后勤管理处同意后方可上岗 | 发现一次项扣 0.5 分 | |
| 上午 8:00 后无长明灯、无长流水,水电设施损坏及时报修 | 长明灯、长流水,一次扣 0.5 分<br>报修不及时扣 0.3 分 | |
| 每天保证供应开水两次 | 未做到一次扣 0.5 分 | |
| 院精神文明办公室考核满意率达标(90%) | 未做到一次扣 0.5 分 | |

注:1. 确保不因卫生质量影响医院荣誉,违者按相关规定处理。

2. 两次考核取平均分,≥90 分,按合同付款;每低 1 分扣合同管理费 0.5%。

## 4.21　医技卫生考核标准表(二十一)

| 工作质量标准 | 未达标扣罚标准 | 考核频率 |
|---|---|---|
| 工作人员穿着规范服装,挂牌服务 | 发现一次扣 0.3 分 | 每月两次 |
| 工作人员必须经过专业保洁培训,持证上岗 | 发现一次扣 0.5 分 | |
| 地面:每天清扫地板、走廊、楼梯两次,确保无积灰、无垃圾、无积水、无污垢和无死角 | 发现一次扣 0.5 分 | |
| 厕所:确保厕所无污垢、无锈斑、无漏水、无臭味和无堵塞,清洗工作每天不得少于两次 | 发现一次扣 0.5 分 | |
| 玻璃:每周定期擦拭,保持明亮 | 发现一次扣 0.5 分 | |
| 室内:每周墙壁、门、灯及其他固定配置物品定时擦拭,做好无积灰、无吊尘、无污迹 | 发现一次扣 0.5 分 | |
| 阳台:保持干净、整洁、无污垢和无杂物,每日清洗 | 发现一次扣 0.5 分 | |
| 杂物间:物品按标识摆放有序,地面干净,污物及时倾倒,桶内外清洁干净,确保无垃圾、无污垢(每日清洗) | 发现一次扣 0.5 分 | |
| 垃圾筒:每天清洗垃圾筒,垃圾袋装化,实验标本、污物送焚化炉,焚化物办好登记手续 | 发现一次扣 0.5 分 | |
| 公共区域(大厅、电梯厅、走廊通道、楼梯和公共卫生间):每日两次,定时清扫,保持清洁,确保无污迹、无积水、无污迹 | 发现一次扣 0.5 分 | |
| 每天负责清点被服,与医技人员做好交接工作 | 差错一次扣 0.3 分 | |
| 人员更换必须进行培训,经后勤管理处同意后方可上岗 | 发现一次扣 0.5 分 | |
| 每天下班前 5 分钟做好安全检查工作 | 未做到一项扣 0.5 分 | |

注:1. 确保不因卫生质量影响医院荣誉,违者按相关规定处理。

　　2. 以上项目第二次发生加倍扣罚;第三次发生以一罚五。

　　3. 两次考核取平均分,≥90 分,按合同付款;每低 1 分扣合同管理费 0.5%。

## 4.22　外环境卫生考核标准表(二十二)

| 工作质量标准 | 未达标扣罚标准 | 考核频率 |
|---|---|---|
| 工作人员穿着规定服装,挂牌工作 | 发现一次扣 0.3 分 | 每月两次 |
| 工作人员必须经过专业培训,持证上岗 | 发现一次扣 0.5 分 | |
| 每小时清扫一次主干道,其他路面每天两次 | 少扫一次扣 0.5 分<br>外环境不整洁扣 0.5 分 | |

（续表）

| 工作质量标准 | 未达标扣罚标准 | 考核频率 |
|---|---|---|
| 门前三包责任区的卫生工作,每天四次清理门前绿化带垃圾 | 发现一次扣0.5分 | 每月两次 |
| 做好垃圾房的管理工作,生活垃圾袋装化,日产日清,每天清洗垃圾筒 | 垃圾房门不关,一次扣0.5分 垃圾桶不清洗,一次扣0.2分/只 垃圾房卫生差,一次扣0.5分 | |
| 行政楼、科验楼、会议中心和教学楼等场所的地板每季度打蜡一次 | 发现一次扣0.5分 | |
| 马路每月清洗一次,风雨走廊每两月磨洗一次,并视具体情况确定增加清洗次数 | 发现一次扣0.5分 | |
| 全院屋顶、病房通风管道每月清扫巡查一次 | 发现一次扣0.5分 | |
| 玻璃:每月擦拭一次行政楼、财务科、人事科及电脑室等科室的玻璃,保持清洁明亮 | 发现一处不洁扣0.5分 | |
| 做好院下水道的养护工作,每月清理一次,保证院内下水道通畅。 | 一次不扫,扣1分。下水道外溢,接报后24小时未疏通扣2分 | |
| 保持外环境废物桶干净整洁,做到每日清洗 | 废物桶不洁扣0.5分(包括废物桶周围环境) | |
| 配合医院做好各项应急工作 | 发现一次扣1分 | |
| 根据爱卫会的工作安排,做好除四害投药工作 | 投药不到位一次扣0.5分 | |

注:1. 确保不因卫生质量影响医院荣誉,违者按相关规定处理。
　　2. 以上项目第二次发生加倍扣罚;第三次发生以一罚五。
　　3. 两次考核取平均分,≥90分,按合同付款,每低1分扣合同管理费0.5%。

## 4.23　非医疗用房(辅助楼)卫生考核标准表(二十三)

| 工作质量标准 | 未达标扣罚标准 | 考核频率 |
|---|---|---|
| 工作人员穿着规范服装,挂牌工作 | 未做到一项扣0.3分 | |
| 工作人员必须经过专业培训,持证上岗 | 未培训上岗0.5分 | |
| 地面:每天清扫走廊、地板、楼梯两次,保持地面干净、无烟蒂痰迹等 | 发现一次扣0.5分 | |
| 墙面:公共区域的卫生保洁工作,做到无污迹、痰迹、积灰;屋顶墙角无蜘蛛网;确保空调、电器开关、指示牌及灯箱等物无积灰 | 发现一次扣0.5分 | |
| 门窗玻璃:每月擦拭一次,确保无积灰、无水迹、无污迹和无痰迹 | 发现一次扣0.5分 | |
| 公共区域:确保地面清洁,屋顶墙角无蜘蛛网;电器开关等物无积灰 | 发现一次扣0.5分 | |

（续表）

| 工作质量标准 | 未达标扣罚标准 | 考核频率 |
|---|---|---|
| 阳台：保持清洁、整齐、无污垢 | 发现一次扣 0.5 分 | |
| 厕所：每天清扫厕所两次，保持地面清洁、干燥、无垃圾和无污迹；台盆、龙头、皂缸清洁；墙面瓷砖清洁、尿池、蹲坑无尿迹、水锈、黄斑，厕所无异味，周围污物应及时清理；每天清洗垃圾筒，垃圾袋装化 | 发现一次扣 0.5 分 | |
| 工作时间无长明灯、无长流水，水电设施损坏应及时报修 | 发现一次扣 0.5 分 | |
| 人员更换必须进行培训，经后勤管理处同意后方可上岗 | 发现一次扣 0.5 分 | |

注：1. 因卫生质量影响医院荣誉，将按合同有关规定处理。
　　2. 以上项目第二次发生加倍扣罚；第三次发生以一罚五。
　　3. 两次考核取平均分，≥90 分，按合同付款；每低 1 分扣合同管理费 0.5％。

## 4.24　配电房考核标准表(二十四)

| 工作质量标准 | 未达标扣罚标准 | 考核频率 |
|---|---|---|
| 保证配电房所有设备完好率达 100％ | 每降低 1％扣 1 分 | |
| 确保用电安全，防止浪费，定期检查并做好运行记录 | 未做到一项扣 0.5 分 | |
| 接到供电部门停电通知后，积极采取措施，保障停电期间医院各项工作正常开展 | 未做到一项扣 0.5 分 | |
| 制订配电设备的检修和保养计划，做好设备修理记录 | 未做到一项扣 0.5 分 | |
| 设备要建立台账 | 未做到一项扣 0.5 分 | |
| 配电房工作人员必须持有有效的高压操作证，持证上岗并有培训计划 | 未做到一项扣 0.5 分 | 每月一次 |
| 定期检验检测工具和安全用具的性能，并做好检验报告，确保性能良好 | 未做到一项扣 0.5 分 | |
| 值班人员要坚守岗位 | 未做到一项扣 0.5 分 | |
| 交接班制度完整，并做好记录 | 未做到一项扣 0.5 分 | |
| 停电、送电要按规定操作，并有记录 | 未做到一项扣 1 分 | |

注：每月一次考核按实际考核分数计算，高于等于 90 分，按合同付款；每低 1 分扣合同管理费 0.5％。

# 5 新技术应用

——BIM 在上海市第六人民医院科研综合楼建设管理及医院后勤运维中的拓展应用

## 5.1 项目基本情况与规划

### 5.1.1 医院及项目概况

　　上海市第六人民医院始建于 1904 年,2002 年成为上海交通大学附属医院,是一所三级甲等大型综合性教学医院(图 5-1)。医院核定床位 2 026 张,实际开放床位 2 400 张,临床医技科室 46 个。医院 2019 年门、急诊量 428.30 万人次,出院患者 12.08 万人,各类手术 13.44 万人次。医院被誉为"中国超声诊断发源地";因首创国际医学史上第一例断肢再植手术,被誉为我国断肢再植的摇篮;1978 年于仲嘉教授等研究成功"手或全手指缺失的再造技术",被世界誉为"中国手",荣获国家发明一等奖。

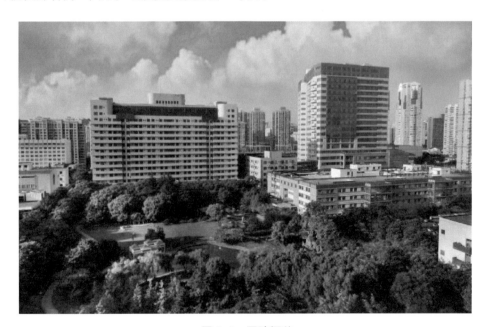

图 5-1　医院概貌

　　医院现有国家临床重点专科 6 个(骨科、内分泌代谢科、耳鼻咽喉科、医学影像科、运动医学科和急诊医学科),国家重点学科 3 个(骨外科学、内分泌与代谢病学、心血管病学),国家中医药管理局重点专科 1 个(针推伤科),上海市"重中之重"临床医学中心 2 个(创伤骨科与骨关节疾病临床医学中心、内分泌代谢疾病临床医学中心),上海市"重中之重"临床重点学科 1 个(医学影像学),上海市医学领先重点学科 3 个(四肢显微外科、内分泌代谢科、介入影像学),上海市临床药学重点专科 1 个(药剂科)。连续五届 15 年蝉联"全国文明单位"荣誉称号,历年来获全国卫生系统先进集体、全国五一劳动奖状、全国厂务公开民主管理先进单位、全国医院管理年活动先进单位、全国百家优秀爱婴医院和全国改善医疗服务行动计划创新服务示范医院等荣誉称号。

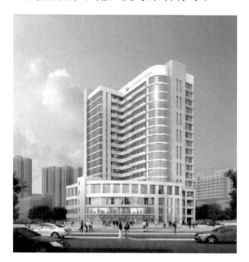

图 5-2　科研综合楼

全院占地面积 134 亩,科研综合楼(图 5-2)是"十二五"期间上海市按照"健康中国 2020"战略"推动有利于国民健康的医学模式的转化;依靠科技进步,促进卫生事业的发展",建设科创中心的重点项目。工程于 2015 年 9 月开工建设,2018 年 6 月竣工交付使用,总建筑面积 48 000 m²,由一幢地上 18 层、地下 2 层的科研楼和一座地下 4 层的智能立体车库组成,投资 31 389 万元。

项目采用现浇钢筋混凝土框架—剪力墙结构体系,梁板式屋面,为乙类建筑,符合本地区抗震设防烈度提高 1 度的要求,建筑结构的设计使用年限为 50 年,地基基础设计等级为甲级。

### 5.1.2　项目规划与实施

2015 年,上海市住建委将"上海市第六人民医院科研综合楼项目"纳入 BIM 试点应用单位,由建设单位牵头,BIM 咨询单位、代建单位、设计单位、施工总包和监理单位等共同参与,为满足各参与方在 BIM 技术应用过程中对 BIM 信息的沟通和协调,项目咨询单位进行了深入调研,编制 BIM 技术实施策划书,提出了全开发周期的 BIM 实施框架体系。BIM 技术实施的基本内容包括 BIM 管理规范和 BIM 技术标准,项目所有参与方遵循策划书中的规范和标准开展 BIM 工作,以保证 BIM 应用为项目增值。

1) 项目原则

(1) 管理统一原则:在项目实施过程中,各类 BIM 技术实施指令均由 BIM 顾问单位协助项目建设单位发出,各相关参与方按照指令予以执行。

(2) 工作职责的一致原则:BIM 技术在项目实施过程中,各参与方负有对 BIM 管理、整合、查验等同等职责。

(3) 实施过程的同步一致原则:BIM 与实施进度保持一致,数据信息与技术应用保持一致,模型始终处于适用状态。

（4）可持续更新原则：BIM 按实施进度可修改及完善，根据实施过程中的反馈不断更新。

2）实施流程

（1）BIM 工作管理：各参与方在完成自身 BIM 工作同时，应与其他各方积极协作，共同推进，保证模型的实时有效性；对工作人员进行业务培训，确保上岗人员的技术水平和能力；事前拟定工作计划和实施保障措施，过程中接受牵头方的管理与监督。

（2）BIM 文件管理：BIM 模型文件以及 BIM 应用成果文件应包含 BIM 文件的管理；在协同平台设置权限，保证 BIM 文件的完整性，防止资料丢失；由 BIM 顾问单位负责文件维护、更新，由牵头单位负责存档、整理。

（3）例会制度：在项目实施过程中，实行 BIM 应用专题例会制度，项目实施前期每周一次。

3）项目组织模式与流程（图 5-3）

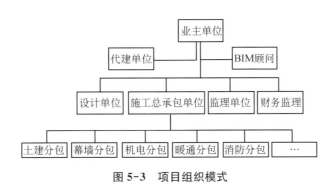

图 5-3　项目组织模式

4）运维规划

系统设计目的旨在让后勤系统的管理变得更为简易、更有效率。提供一个中央管理系统以及数据库，同时可以协调各子系统间的相互连锁动作及相互合作关系，系统通过完善以上子系统及软硬件接口集成各子系统，通过高速网络和开放的、标准的软件接口进行各系统间的无缝集成，以达成最大化的信息共享及系统的联动，并自动完成数据采集、存储、分析等工作。部分缺失功能的系统将安装传感器提高智能化程度，通过加装网络控制器等设备实现智能监控。

（1）标准：运维模型应按统一的标准和要求创建；运维模型应涵盖各专业模型元素，满足实际运维需求；运维模型创建过程中应根据实际查勘情况进行修正，模型与实体应一致；运维模型及其输出的结果文件在应用前应经审核和验收；交付的运维模型文件的格式应具有开放性，支持提取运维需要的信息；医院建筑在运行维护和更新改造过程中应实时更新运维模型，模型与实体应一致。

（2）运维流程：利用 GIS＋BIM＋互联网＋、物联网、大数据等信息技术，通过后勤运营综合服务平台集合医院后勤人力、物力、财力及管理等要素和社会化资源源于同一平台(图5-4),实现效率提升和服务协同。

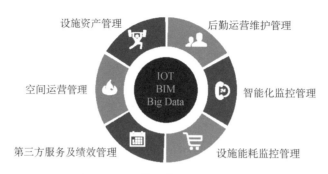

设施资产管理　　　　　　后勤运营维护管理

空间运营管理　　　IOT BIM Big Data　　　智能化监控管理

第三方服务及绩效管理　　　　设施能耗监控管理

图 5-4　后勤运营综合服务平台

### 5.1.3　项目目标

BIM 的核心是综合冗杂的建筑信息,通过建立建筑信息模型辅助建设方、设计单位、承包商等沟通和交流,改变传统的以建设方为中心的协调模式,使得管理工作更高效,决策更科学。以阶段划分,BIM 技术应用包含施工准备阶段(重点施工方案模拟比选、工程量计算、碰撞分析)、施工阶段(BIM 工程量计算、4D 模拟、重大设计变更跟踪、施工现场辅助管理与跟踪和竣工模型整合)、竣工及交付阶段(结算 BIM 工程量计算、运维模型处理)和运维阶段。

### 5.1.4　BIM 应用模式

业主驱动+BIM 咨询单位全程参与,可在项目早期阶段将主要的施工管理、设备厂商、材料供应商、专业分包单位等聚集到一起,与设计方和业主一起共同将质量、美学、建造可能性、经济可行性、及时性及无缝流程融入设计的生命周期管理,并实现最佳组合。基于BIM 驱动模式,改变传统的医疗建筑管理,在协同概念的工作方式下,使用者不仅可以在规划阶段身临其境地体验未来成果,而且每个阶段的模型都将为未来的资产与设备管理、运营管理提供支持。

### 5.1.5　BIM 与信息化结合

BIM 的技术核心是在计算机中建立虚拟的建筑工程三维模型,同时利用数字化技术,为模型提供完整的、与实际情况一致的建筑与设施信息库。BIM 中包含的信息还可用模拟建筑物在真实世界中的状态和变化,使得在建筑物建成之前,项目的相关利益方就能对整个工程项目的建设与运行作出最完整的分析和评估。

## 5.2 BIM 应用技术亮点

本项目 BIM 技术的应用于施工准备阶段、施工阶段、竣工及交付阶段。施工准备阶段重点施工方案的模拟比选、工程量计算、碰撞分析；施工阶段重点 BIM 工程量计算、4D 模拟、重大设计变更跟踪、施工现场辅助管理与跟踪、竣工模型整合；竣工及交付阶段主要应用于结算 BIM 工程量计算、运维模型处理、运维应用等。

### 5.2.1 业主驱动＋BIM 咨询单位主导、全员参与的应用模式

业主驱动＋BIM 咨询单位全程参与，在项目早期阶段将主要的施工管理、设备厂商、材料供应商和专业分包单位等聚集到一起，与设计方和业主一起共同将质量、美学、建造可能性、经济可行性、及时性及无缝流程融入设计的生命周期管理，并实现最佳组合。基于此种 BIM 驱动模式，逐步改变传统的医院管理模式和医疗建筑管理，在协同概念的工作方式下，使用者不仅可以在规划阶段身临其境地体验未来成果，而且每个阶段的模型都将为未来的资产与设备管理、运营管理提供支持。

### 5.2.2 BIM 应用于建筑设计、施工管理、后勤运维全过程

通过多维技术的渲染，以动画形式将施工步骤、施工要点等进行演示，减少平面图画分析与实践之间的差距，也减少了图纸分解的过程。以 BIM 为依托，将不同的施工方案和设计等录入并进行演算，对比找出最优方案选择实施，提高施工效率。

利用 BIM 的 5D 模型，将工程的耗费与进度结合展现，再通过量化核算，为施工方案的资源控制提供前置性依据。利用 BIM 技术有效地将工程施工的基础性数据进行搜集和整合分析，在资源消耗方面可以做到用量限额、减少开支。特别是 BIM 极具代表性的碰撞检查(图 5-5)，较为准确地模拟出施工情况，帮助优化预设方案，从而减少了返工可能。

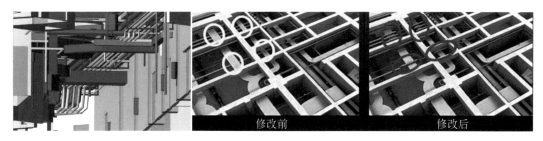

修改前　　　　　　　修改后

图 5-5　运用 BIM 进行管线综合

精确掌握各种数据和各个进度的演化可能，再与计划消耗、实际消耗等进行多算对比，最终作用于用材、采购环节，实现对成本和风险的有效控制。以大量数据为支撑，加上现场监控，决策层能够及时地在人员调动、资源匹配和进度控制等方面作出精准决策。

## 5.3　BIM 技术具体应用

### 5.3.1　建模方式

制订符合现代医院项目管理功能和管理要素的 BIM 实施标准,按照标准利用 Revit 软件完成全线模型创建(图 5-6)。

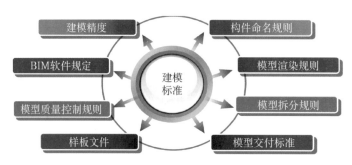

图 5-6　建模标准

### 5.3.2　BIM 技术在项目设计阶段的应用

项目的建筑立面、结构体系复杂,机电管线涉及专业众多,设备实施种类各异且相互盘根交错。利用 BIM 技术与设计结合,建立可视化协调平台,将设计阶段的各专业融合到平台,所有的设计图纸将在三维可视化的环境下展现,并可在三维环境下讨论修改。包括以下八项重点应用。

1)基于 BIM 技术的方案虚拟漫游展示

虚拟漫游展示利用 BIM 软件来进行模拟建筑物的三维空间(图 5-7),以漫游、动画的形式达到身临其境的视觉、空间感受,在三维虚拟漫游过程中将二维表达中不易察觉的设

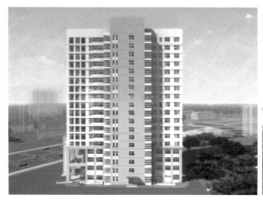
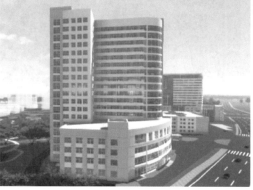

图 5-7　科研楼外立面

计缺陷及问题暴露出来,减少由于事先规划不周全而造成的损失,促进工程项目的规划、设计、投标、报批与管理。

2)基于BIM技术的三维信息模型搭建

通过将二维CAD的各专业包括建筑、结构、给排水、暖通、电气和消防等图纸资料及设备设施的工程属性进行收集,由BIM工程师利用Autodesk公司出品的Revit软件进行全专业三维信息模型的搭建,保证三维信息模型与施工图设计图纸一致,即保证"图模一致"。

3)基于BIM技术的图纸优化(图5-8)

Revit模型经过图模一致性核查后,利用Navisworks Manage2013软件中的数据信息处理工具,将各专业REVIT模型合并导入,通过设置不同的容差值,计算机自动检测和判断,对结构、建筑、机电模型进行碰撞检查,重点解决室内外主要碰撞及空间高度的优化,室外管线及与景观树木、道路、消防通道等关系,管线与地下室顶板覆土层厚度关系等。通过将碰撞问题前置解决,避免施工延误和错误返工问题,有效控制工程造价。

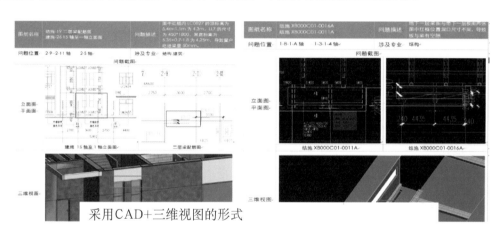

图 5-8　图纸优化

4)基于BIM技术的机电管线综合(图5-9、图5-10)

依据管综原则,利用BIM技术的可视化特点针对机电专业进行三维管线综合和净高分

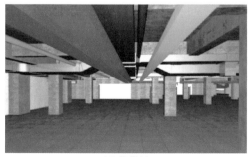
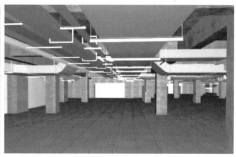

(a) 管综前　　　　　　　　　　　　　　　　(b) 管综后

图 5-9　管线综合

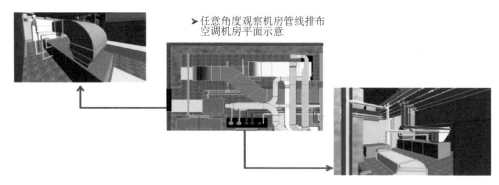

图 5-10 管线综合

析,经审核合格后,落实施工图更新,完成机电各专业管线二维图(含标高、定位尺寸、管径及标高等主要参数)。

5)基于 BIM 技术净高空间验证

通过优化 BIM 模型中空间结构,确定各区域最高净空,确定各功能区域的使用功能是否满足,并制作净空漫游,为后期的施工及装修提供技术依据(图 5-11)。

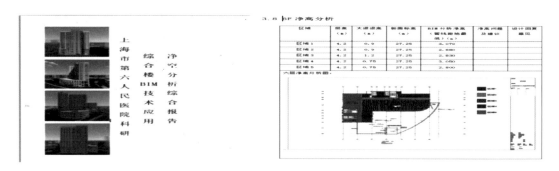

图 5-11 净高分析报告展示

6)基于 BIM 技术的精装修方案配合

项目推进过程中,对实验室、样本库等采取虚拟现实→予以确认→样板房→最终确认的途径,提出"拿纬度换精度,用空间换时间"口号,利用 BIM 的三维可视化,代替传统的单一效果图展示,使用者可直接参与到精装修设计方案过程中来。通过"纸上谈兵"及早谋划,体验实际效果。

7)BIM 技术在设计阶段的价值及优势

在传统的设计过程,二维 CAD 在建设项目出现图纸的烦琐、错误率较高、表达不清楚等缺点。BIM 技术的引进,对现在复杂医疗建筑带来的价值是巨大的,优势体现如下。

(1)方案阶段的可视化优势:在外立面陶土板排版、色彩搭配、线条勾勒等过程中为方案决策展现了极大优势,"拿维度换精度,用空间抢时间",利用 BIM 技术的可视化优势,将项目周边的建筑及景观与项目本身模拟到电脑中,实际效果和模拟效果完全吻合。

（2）基于 BIM 技术的图纸优化：对于传统建设项目设计模式，各专业包括设计之间的矛盾冲突极易出现且难以解决。通过利用 BIM 技术的可视化及协同设计的优势，依据建筑、结构、机电等各专业二维 CAD 图纸制作三维 BIM 模型，在同一个平台里进行各专业之间的碰撞检测，在项目建造之前完成碰撞汇总，提升图纸质量，减少施工阶段的返误工现象，为整个项目实施周期减少成本，缩短项目周期。

（3）机电管线的二次深化、BIM 管综二维出图：传统设计阶段机电专业图纸标高及位置表示模糊，通常电气桥架在施工图中表述为贴梁底铺设，暖通专业部分风管同样是贴梁底铺设，机电管线之间相互交叉及碰撞较多，在施工阶段造成大量的窝工及扯皮现象。

BIM 技术可以在三维可视化的环境中将各机电专业链接在同一个平台，根据管综优化原则完成机电管线的二次深化，保证管线之间没有交叉及施工的可实施性，合理布置各专业管线的位置及标高。

（4）设计阶段的资料管理及协同平台的优势：随着设计及施工进程的不断发展，不可避免地会出现设计变更，在传统的项目实施过程中，资料的流转依靠纸质文件，但是由于项目参与单位众多，纸质资料的流转速度较慢，并且会出现流转过程中的丢失现象。

BIM 搭建了两个管理平台，一个是资料管理平台，主要解决资料流转问题及竣工验收时资料的收集问题；另一个三维协同平台，各方可以基于三维协同平台进行同时虚拟漫游，在平台中沟通讨论，大大减少了协同工作会议，提高工作效率。

8）BIM 技术在设计阶段中的主要应用点

（1）建筑设计前期模拟设计：BIM 技术单纯应用在建筑设计中的过程无法彰显其自身作用，但是通过模拟模型的方式，则可以让其优势得以充分体现，为建筑设计提供所需要的相应数据。在进行建筑设计之前，技术人员首先需要对建筑工地采用 BIM 技术进行施工内容以及施工方案的模拟，对模拟的现场进行勘查，使技术人员明确在实际施工过程中处理问题的最优措施及方案，甚至让施工人员优化以及完善建筑设计方案，保障建筑整体质量符合招标者的需求；其次，在建筑设计的前期，也可以通过对实际施工现场进行运输模拟分析与研究，设计出科学的运输方案，从而促进实际施工的进程与效率。通过以上两个方面的分析，不难看出，在建筑施工前期进行模拟设计，不但可以让运输方案以及施工方案得到完善与优化，还可以有效的节约成本，为建筑施工企业赢得最大程度的利益。

（2）建筑动态控制设计：在建筑设计过程中，充分利用 BIM 技术，可以有效地对建筑工程进度给予控制与监控。在建筑设计前期的模拟过程中，建筑工人可以通过对施工现场及模型进行观察与研究来获取实际建设过程中所需要的相关数据与信息，进而对实际建筑过程中的各个环节进行优化与完善，最终达到对建筑工程各个环节有效控制的效果。在建筑工程施工之前，需要专业技术人员对施工方案进行进度规划，从而确保施工规划内容的可靠性与科学性，施工人员要对施工内容进行模拟设计，通过模拟设计有效优化施工技术以及施工方案，同时在进行实际施工的过程中，也需要根据实际施工所出现的状况进行相应的动态模型模拟,从而保证工程项目可以在预计工期之内完成。通过 BIM 技术所展现的动态控制设计,则能够让整个进程毫无保留地呈现在设计者面前,对于整个过程的控制具有更加精准把握。

(3) 在建筑可持续发展中的设计:随着我国经济的快速发展,人们生活水平和质量的提高,对于建筑的要求也日益提高,在这样的背景下,建筑设计采用 BIM 技术,对建筑设计进行完善,将人们的需求纳入其中,展现更具人性化的设计内容,通过采用技术,搭建出三维甚至是四维的建筑模型来向用户展现建筑的整体外观,以及建筑的内部结构。比如,可以利用 Revit 软件对建筑内部情况以及外部环境等进行模拟,从而可以让用户在建筑落成之前就对周围的环境进行了解与掌握,并让用户根据个人需求来判定是否符合其要求,结合个人需求进行相应设计。BIM 技术在建筑的整个应用,促使用户参与到建筑设计的过程中,从而让建筑可持续发展设计,提供最符合当时人们所需要的决策。

### 5.3.3  BIM 技术在项目施工阶段的应用

项目基地北侧有急诊楼、东侧为居民区,涉及施工工序复杂、机电分包多、施工场地狭窄等困难,不影响医院的正常运行是项目管理、施工组织、场地布置等面临的困难与挑战,该阶段 BIM 技术应用包含如下。

1) 基于 BIM 的施工场地管理

利用 BIM 技术的模拟性优势,对施工场地布置进行预模拟,保证施工场地布置的科学及合理性,确保施工进度的正常运行(图 5-12)。

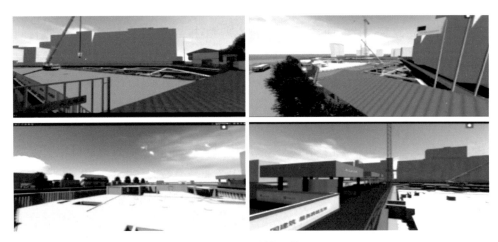

图 5-12  场地模拟截图

2) 专项施工方案的模拟

对一些特殊及狭小部位的工序进行模拟,可非常直观地了解施工工序,把握施工过程,提前模拟,发现并消除施工中可能存在的安全技术缺陷(图 5-13)。

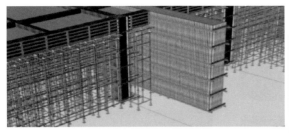
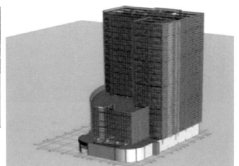

**图 5-13　脚手架专项施工方案模拟**

3）基于 BIM 技术的施工进度模拟

利用 3D 的模型，再加上时间信息，深化为 4D，结合进度计划，可以对现场进行工程进度控制和演练。通过 4D 形象进度演练，现场结构施工进度得到良好的控制，提前于模块计划完成结构施工（图 5-14）。

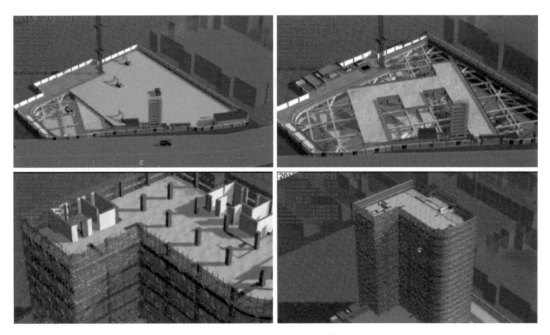

**图 5-14　施工进度模拟截图**

4）基于 BIM 技术的施工现场配合

BIM 工程师通过利用技术手段将 BIM 模型轻量化处理，导入到 iPad，交付施工现场技术人员。施工技术人员可以利用 iPad 中的轻量化模型与施工现场对比，降低了施工技术人员的三维想象空间，减少了施工技术交底时间，提升了项目实施的工作效率（图 5-15）。

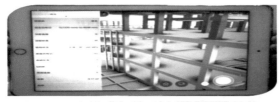

**BIM模型构建信息**

● 通过专业软件，构建BIM模型信息，导入iPad内。

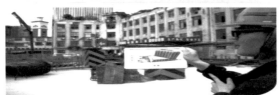

**现场协助施工交底**

➤ 通过iPad实时记录现场遇到的问题，满足项目现场"移动式管理"管理，能更好的控制施工的质量。

图 5-15    施工现场与 BIM 技术结合

5）基于 BIM 的竣工模型

项目实施过程中，由 BIM 顾问对设计图纸进行建模，将设计模型传递给施工单位，施工单位在设计模型的基础性进行设计深化并添加施工参数从而得到施工模型，过程中逐步将构件、设备的运维信息添加到施工模型中去，得到完整的竣工模型（图 5-16）。

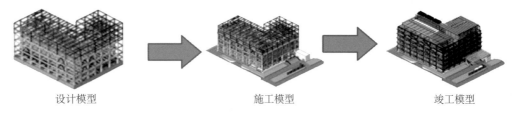

设计模型                              施工模型                              竣工模型

图 5-16    竣工模型

6）辅助业主单位进行竣工验收及竣工决算

由于竣工模型与施工现场一致，以及项目实施过程所有的项目资料在资料管理平台中，因此可以完全依靠 BIM 技术的竣工模型进行竣工验收。BIM 竣工模型包含项目中的信息数据，利用 BIM 技术的快速化算量的优势，及时进行竣工决算。

7）BIM 技术在施工阶段应用的价值及优势

（1）提高了施工效率：通过多维技术的渲染，以动画形式将施工步骤、施工要点等进行了演示，减少了平面图画分析与实践之间的差距，减少了图纸分解的过程。以 BIM 为依托，将不同的施工方案和设计等录入其中并进行演算，对比找出最优方案并选择实施，避免施工过程中的问题，提高施工效率。

（2）减少了施工浪费：利用 BIM 的 5D 模型，将工程的耗费与进度结合展现，再通过量化核算，为施工方案的资源控制提供了前置性依据。利用 BIM 技术有效地将工程施工的基础性数据进行搜集和整合分析，精确地利用大量数据信息计算出预期消耗，对于施工计划和资源节约计划的制订提供了科学依据，特别是 BIM 极具代表性的碰撞检查，能够较为准确地模拟出施工情况,帮助优化预设方案,减少了返工可能。

(3) 促进了管理控制:精确地掌握了各种数据和各个进度的演化可能,再与计划消耗、实际消耗等进行多算对比,最终作用于用材、采购环节,实现对成本和风险的有效控制,为决策层在人员调动、资源匹配和进度控制等方面,提供了更多的参考和依据。

### 5.3.4 BIM 技术在医院新建项目的运维阶段的运用

运维系统的建设是以 BIM 数据为基础,基于 Spring Cloud 和 Direct3D 为底层开发工具应用于医院系统的智能运维平台。通过运用 BIM 技术实现以下目标:①扩展设计建造阶段 Revit 建筑信息模型在建筑全生命周期管理中的运用;②通过可视化同步更新 BIM 信息数据和智能运维管理系统数据提高数据精确性;③在智能运维管理系统中通过可视化图形界面直观管理空间与设备资产信息。运用主要模块如下。

1) 空间管理模块

空间管理模块可提升病房空间的利用率和评估空间相关收支,空间管理产生的分析报表可以显示每平方米的空间分配情况和精确的空间占用明细,为相关部门生成精确可靠的病房空间分配和占用报表。做到:

(1) 提升空间利用率,减少空间运营费用。

(2) 自动生成各科室空间占用明细,满足特殊统计和报表需求。

(3) 通过空间信息数据与可视化界面链接,确保空间平面信息的精确和可靠。

2) 机电设施维护管理

医疗建筑工程复杂性都远远超过传统住宅项目,其中大量的基础设施都在项目运营时期内,需要做大量维护和修缮。在水电管线管理子系统中,通过运用 BIM 技术,在可视化三维环境中,再现医院水电管线系统,为运维人员跟踪和维护管理水电管线系统提供支持。

3) 后勤设施运维管理

医院是固定资产密集性单位,为了更好辅助后勤物业管理部门充分发挥固定资产的效能,监督并促进固定资产使用,在解决方案中实现:

(1) 通过定期和应急设施运维管理,保障医院固定资产日常的效能发挥。

(2) 通过集成物业审批流程与运维工单管理,实现物业设施规范化管理。

(3) 通过集成物业耗材物资管理,监督并促进固定资产妥善保管和合理使用。

4) BIM 技术在运维阶段应用的价值及优势

有效地解决了信息存储、检索与知识传递的难题,实现了对业主信息资产的保护以及企业知识的积累,降低了物业管理成本。

(1) 通过 BIM 结合 IBMS(智能楼宇管理系统)对相关信息进行汇集、分析、应用和展现,实现建筑统一的可视化管理。

(2) 让日常运营工作以及对故障、报警、预警的响应都更具有针对性,快速查找问题根源所在并及时解决问题,提高了运营工作效率。

（3）通过对运营管理大数据的汇集、累积与分析,实现了对设施设备的科学化维保以及可预见性管理。

（4）收集可测、可评、可预测的环境信息,让环境可调、可控,提升了大楼环境品质。

### 5.3.5　协同工作机制

1）协同展示平台

采用 AR 协同平台来流转使用,保证模型的统一性,避免一模多建和使用模型不统一等问题(图 5-17)。

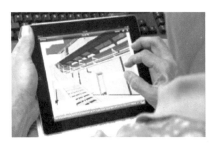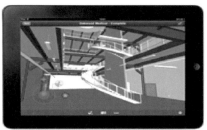

图 5-17　协同展示

2）资料管理平台

资料管理平台是供项目参与单位数据交流问题沟通的平台,可做到:项目文件统一存放、基于文件的讨论、历史版本的记录、多级权限控制、在线预览、灵活的角色定义、强大的外链分享、文件锁及多设备支持等(图 5-18)。

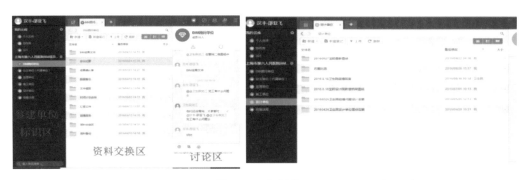

图 5-18　资料管理

3）竣工 BIM

根据项目进度,在竣工验收前,BIM 单位沟通设计、施工、监理各单位,汇总核对工程变更资料,各专业 BIM 工程师展示、核对变更位置 BIM,确保竣工 BIM 与竣工现场工程情况一致。经各方确认后,向业主单位提交 BIM 建筑竣工模型、机电竣工模型、结构竣工模型和幕墙竣工模型等。

4）BIM竣工信息集成

通过在BIM上集成竣工信息（设计图纸、竣工图纸、设备信息等），提供具有完整而真实的建筑全局信息模型，植入尺寸、规格、设备的厂家信息等，挂接设备合格证书电子扫描件等信息，综合形成基础数据库，在管理过程中，可以实现设备信息的快速调用。

## 5.4　BIM技术在医院后勤运维中的拓展应用

BIM技术在医院建筑全生命周期中的应用，顺应了现代医院建筑施工与运维管理的需求。医院是医院建筑项目的总组织者、总领导者，基于医院自身的立场，将BIM引入项目管理中，对提高院方的项目管理水平具有积极作用。为充分发挥BIM的功能，提升BIM应用成熟度，应将BIM技术嵌入项目管理（PM）的整个过程中，实现医院基础建设领域基于BIM＋PM的全生命周期精细化管理。

### 5.4.1　医院后勤运维管理现状

（1）管理现状：①从运维管理工作人员配置方面，后勤部门机构庞大、系统繁杂、调度不灵，无论从组织结构上、人才队伍建设上都无法满足医院发展的需求，弊端日益突出；②从运维阶段协作工作方面，很多工作都是交叉项目，需要多个科室协调工作；③从运维阶段信息传输与使用方面，医院内设备专业程度高、种类繁多，拥有大量的性能信息，而由于目前医院建筑运维信息化程度比较低，水电暖通、安防、消防各专业分别开展维护工作，各自为政，建筑数据、参数等信息分散在各部门，导致数据集成度不高甚至丢失严重；④从运维阶段管理模式方面，医院建筑中，中央空调、医用气体等专用设备种类繁多、分布部位广、不间断运行的特点决定了设备管理难度系数高；⑤从运维管理行业标准方面，医用后勤管理部门承担着医院设备的运营维修、房产的扩建、办公家具耗材等固定资产的采购、维修和配送，涉及专业众多；⑥从运维阶段建筑能耗看，全国医疗能源耗费巨大。

（2）业务痛点：①工程数据管理和后勤数据管理分离，在建造工程结束后进入运维阶段两套管理体系、各自为战；②医院运营系统种类繁多、自成体系、不能相互关联，形成信息孤岛，降低了医院的管理效率，比如消防系统、楼宇系统、视频系统、能耗系统和自控系统都是分立系统，不能进行协同；③医院后勤运营仍大量采用二维图纸，系统管理落后，查找故障时间长，效率低；数据采集和使用还处于初级阶段，没有真正实现有效闭环管理和辅助决策。

医院不同职务群体的需求如图5-19所示。

### 5.4.2　BIM与信息化结合

BIM的技术核心是在计算机中建立虚拟的建筑工程三维模型，同时利用数字化技术，

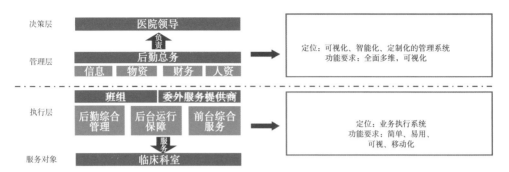

图 5-19    医院不同职务群体需求

为模型提供完整的、与实际情况一致的建筑与设施信息库。BIM 中包含的信息还可用模拟建筑物在真实世界中的状态和变化使得在建筑物建成之前，项目的相关利益方就能整个工程项目的建设与运行作出最完整的分析和评估。

### 5.4.3    后勤运维各系统

三维系统使用的是 C/S 架构；移动端使用微信公众号实现，使用微信公众号框架；BIM 模型加 GIS 与楼宇监控系统的结合，为安防、消防、楼宇智能监控提供了全数字化、智能化的建筑设施监管体系；BIM＋GIS 模型数据库所储存的建筑物信息，不仅包含建筑物的几何信息，还包含大量的建筑物性能信息、设施维修保养信息，各类信息在运维阶段不断的补充、完善和使用。

平台能够实现 1 套模型、1 套数据、1 个平台的运维管理模式，使管理人员能够通过三维可视化平台进行消防、照明、空调的 BIM＋GIS 三维可视化控制，可通过手机端进行照明控制、空调控制、日常运维管理。管理系统可根据用户的不同角色工作流程，定制个性化的操作界面，基于角色的安全权限管理可保证信息数据的安全性（图 5-20）。

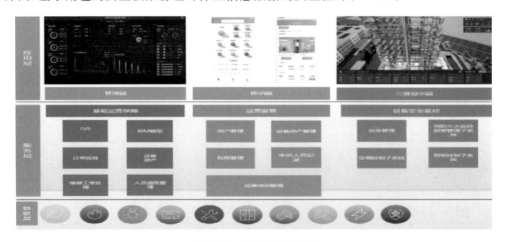

图 5-20    后勤运维框架

### 5.4.4 基于 BIM 运维平台的信息整合

下列运维系统应提供开放数据接口与运维 BIM 系统对接,集成所有监测点位的实时数据:①楼宇自控系统(简称 BA 系统);②能耗监测系统;③报修服务系统;④视频监控系统;⑤医用气体系统;⑥安防报警系统;⑦停车管理系统;⑧人脸识别系统;⑨客流统计系统;⑩电梯监测系统;⑪特殊区域空调监控系统;⑫蒸汽锅炉监控系统;⑬柴油发电机监控系统;⑭污水处理监控系统;⑮电力监测系统;⑯环境监测系统;⑰净水系统;⑱其他设备智能化监控系统活信息集成(IBMS 系统)。

运维 BIM 系统应建立运维系统中的信息点位与模型中对应模型元素的关联关系;当运维系统中信息点位出现变动时,应及时更新。

应根据运维信息的重要性和实效性,确定相应的信息采集频率。对于安防报警系统、停车管理系统、人脸识别系统、电梯监控系统及各运维系统的报警信息等实时性要求较高的数据,信息采集频率不得小于 10 秒一次。

1)与医院后勤管理系统对接,建立基于 BIM 的后勤一站式智能管理系统平台

建立了基于 BIM 的后勤一站式智能管理系统平台,把基建过程中的每个设备参数、安装位置、实时动态情况等工程数据和建筑模型结合一起呈现,后勤运维数据管理关联,用三维可视化完全替代原先的资产管理、图纸管理,数据直接导入运维阶段,实现基建与运维管理的融合。

融合视频监控系统、消防监控系统、安防监控系统后,平台通过动态实时数据采集结合 BIM 数据导入,确保后勤运营设备能够实时可靠地全局可视,使用先进的用户界面构建全院三维实时报警和数据展现,在一个屏幕上完成全院远程实时监控;将建筑设备自控(BA)系统、消防(FA)系统、安防(SA)系统及其他智能化系统和建筑运营模型结合,形成基于 BIM 技术的建筑运行管理系统和运行管理方案(图 5-21)。

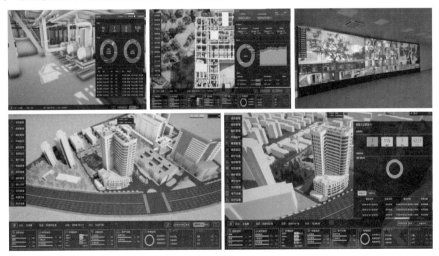

图 5-21　后勤一体化运维平台

成功运用施工到运维的信息交换标准,并结合物联网大数据,定义数据标准化接口,打通医院从基建到运维的标准化流程,和专业厂商联手开拓中国医院的基于 BIM 的全面信息化管理平台。

2)结合物联网技术,实现建筑能耗数据的实时采集、传输、分析及设备自动控制

BIM 结合医院物联网技术做到故障实时报警、实时响应,将原先 1~2 小时的响应时间缩短至 3 分钟,时效性提升 20~40 倍。让维修人员工作负荷大大降低,优化人力资源。BIM 配合设置设备定期维护(或预防性维护)计划与流程,使设备得到适当的维修保养,提高运作效率,降低使用成本,延长使用寿命,减少设备更换的费用。项目的实施取得了良好的经济效益和社会效益,同时也积累了大量的数据,如能耗、设备运行情况等,后续的大数据应用也在逐步实施中。

## 5.5　产品架构

### 5.5.1　BIM 技术在项目设计阶段的应用

1)可视化设计

BIM 技术下的建模设计过程是以三维状态为基础,不同于 CAD 的基于二维状态下的设计。运用 BIM 技术在设计阶段,构建建筑构件三维实体模型,能直观的观察建筑构件,分析建筑结构的功能布局,推断建筑体量。在大型的建筑工程结构设计中,采用 BIM 可视化技术,能对建筑结构进行动态演示,对建筑结构的尺寸、相符度进行考察,从而确定最优设计方案。BIM 的可视化特点大大提高了传统的工作效率,降低了施工中的问题,把未来将要出现的问题在设计阶段最大限度地解决掉(不可能全部解决)。同时,可视化还改善了双方的沟通环境,让设计方与甲方或者施工方,能够在统一的环境下进行沟通。

2)专业间协同作业

BIM 技术可以通过建立基于 BIM 数据库的协同平台,把建筑项目各阶段、各专业间的数据信息纳入该平台中。业主、设计、施工及运维等各方可以随时从该平台上任意调取各自所需的信息,通过协同平台对项目进行设计深化、施工模拟、进度把控及成本管控等,提升项目的管理水平、设计品质。通过将 BIM 技术应用到不同专业协调设计中,各个专业的工作人员能够实现信息的完全共享,便于进行协同工作,保证建筑设计以及施工能够正常、有序地进行,进一步保证建筑的质量。

3)能耗分析

在建筑信息模型中,建筑构件并不只是一个虚拟的视觉构件,而是可以模拟除几何形状以外的一些非几何属性,如材料的耐火等级、材料的传热系数、构件的造价、采购信息、重量和受力状况等,传统的 2D 手段分析这些都较为困难。而通过 BIM 技术的导入,建立起

基于建筑节能方面的模型,帮助建筑师更好地分析能源损耗点以进行相应的调整,例如日照分析、碳排放分析等,提高了建筑设计的效能,实现绿色建筑。

### 5.5.2 数据统一联动(图 5-22)

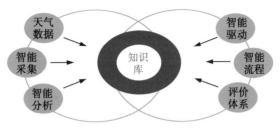

图 5-22　数据联动

　　跨平台、可扩展、支持多种行业标准协议的智能数据采集与分发系统;通过在不同设备的场景中预设不同的报警规则,一旦目标在场景中出现了违反预定义规则的行为,系统会自动发出报警。实时收集、计算、分析数据,目标驱动值达到流程触发阈值时,系统将自动启动相应的处理流程,实现数据智能化驱动流程。如,人员排班流程、维修流程、采购流程、无关流程等。

## 5.6 技术框架

### 5.6.1 物联网设备数据采集

　　物联网所有数据采集是从设备采集的,设备有很多种,有些通过传感器来采集,有些设备属于智能设备,本身就是一台小型计算机,能够自己采集。不管是传感器还是智能设备,采集方式一般包含两种,一种是报文方式,就是根据设置的采集频率,比如 1 分钟一次、1 秒一次进行数据传输,一般放到 MQ 中;还有一种采集是以文件的方式采集,就是设备不停地发送数据,然后形成一个文件或者多个文件(图 5-23)。

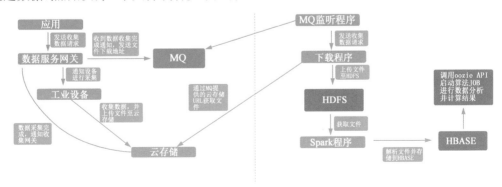

图 5-23　物联网设备数据采集

报文采集的方式和互联网的日志生成极为相同,就好比日志是逐条逐条进入,报文概念是一样的。毫秒级采集由于数据量比较大,所以整个方式处理会有所不同,但是整体和互联网也没有区别。

(1) 采集时间:为采集时间长短。

(2) 采集参数:每个设备有上千个甚至几千个参数,需要告诉设备要采集哪些参数。设备开始采集之后,以文件的方式保存,通过网络传送到云存储。由于数据量大,这里通常要做系列化以及压缩处理,避免给网络带来太大压力。

## 5.6.2　医院后勤系统数据对接

接口方案:三维平台使用 C/S 架构;手机网页端使用微信公众号实现,使用微信服务号的某些功能,与数据通信使用 https 接口方案(HTTPS 协议是由 HTTP 加上 TLS/SSL 协议构建的可进行加密传输、身份认证的网络协议,主要通过数字证书、加密算法、非对称密钥等技术完成互联网数据传输加密,实现互联网传输安全保护);Web 端使用 B/S 架构,与数据通信使用 https 接口方案(https 是以安全为目标的 http 通道,在 http 的基础上通过传输加密保证了传输过程的安全性)。

(1) 数据格式:平台采用通用 json 数据格式进行数据传输。

(2) 硬件对接:支持 TCP、modbus、串口通信协议。

(3) 本项目数据来源为:三维平台模型数据来自 Rivit、MAX 模型数据和 GIS 数据导入,消防火灾监控子系统、照明控制子系统、空调控制子系统数据来源为第三方提供的硬件设备数据;设备资产管理数据来源为人工录入;维修工单处理数据来源为日常巡检、自动预警和拨打维修电话。

## 5.6.3　三维显示端实施

三维显示端(图 5-24)实施方法:

现场部署三维客户端的计算机要能够达到三维客户端配置的最低要求,并且能够连接互联网;有预留 USB 接口;系统安装盘以固态硬盘为佳。

将三维客户端安装程序拷贝到要部署的计算机,双击程序图标按照提示流程安装即可。安装完成后重启计算机,并将加密狗插入预留 USB 接口,点击三维客户端图标即可进入系统、使用系统功能。

Revit 模型处理要求如下。①Revit 导出 FBX 格式文件;②导入 MAX 并检查模型比例是否正确;③整理模型材质为 MAX 标准材质,材质名格式 M_XX;④贴图格式改为 jpg 或 tga,像素尺寸:纹理的像素尺寸应该是 2 的 N 次方(2,4,8,16,32,64,128,256,512,1 024)。在贴图清晰度可以接受的情况下,尽可能小,透明贴图要求为带透明通道的 tga 格式,贴图名称格式 T_XX;⑤各专业模型需标注在名称里,模型名称格式 SM_;⑥材质跟贴图数量需

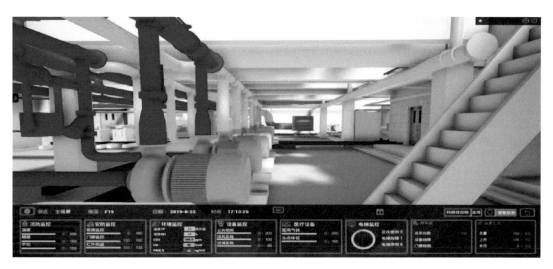

图 5-24　三维显示端实施

控制在 100 以下；⑦在分完建筑层模型的基础上，在 MAX 里新建图层，一般可分为：1 防护设备层（防护门），2 暖通、空调设备层，3 给排水层，4 电气设备层，5 消防设备层（防火门），6 安防与监控设备层，7 土建类层（各普通门__非防护设备门、窗都是单独的 Object），8 楼梯、隔断间物体与墙体添加为一个 Object。

## 5.7　BIM 技术协同应用实施流程与机制

### 5.7.1　BIM 实施项目工作流程与协作机制（图 5-25）

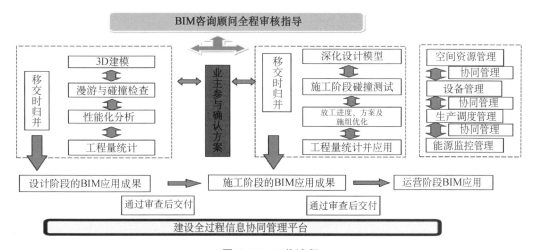

图 5-25　工作流程

## 5.7.2　质量控制(表 5-1)

表 5-1　审查流程

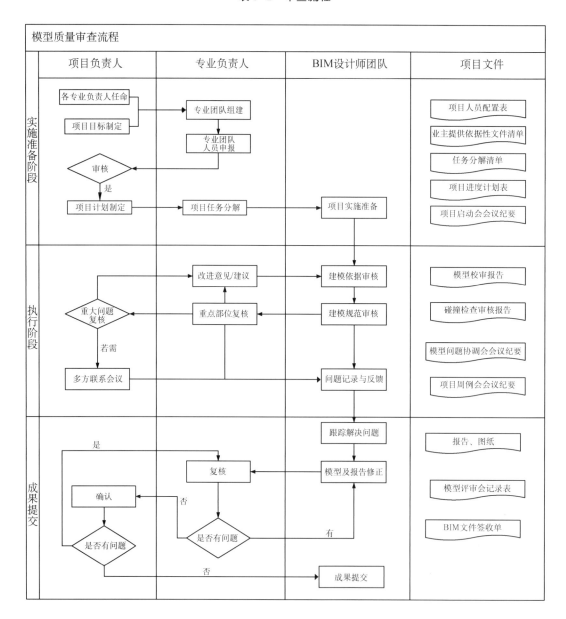

## 5.8　应用效益

### 5.8.1　经济效益

基于 BIM 的算量软件,能快速地进行工程量的计算,并生成符合国家标准和地区规范的报表。在本项目中,利用 BIM 技术对建模的工程量与招标清单工程量进行对比,有效地将工程量误差控制在 3% 以内。

## 5.8.2　碰撞检查

通过 BIM 的碰撞检查能帮助总包及专业分包单位在实施过程前发现问题,及时与设计院沟通,对相关部门进行合理调整,消除误差,优化施工图的准确度,保障设计质量,降低施工过程中的返工,控制工程造价;BIM 施工期内共解决 1 916 个碰撞问题,生成碰撞报告 8 份,共 235 页。

## 5.8.3　优化场地布置

优化场地布置,钢筋棚移位等临时设施的摆放,更好地利用有限的施工场地。合理调度泥浆车、渣土车等协同施工模拟演示,辅助现场施工组织安排。基于 BIM 的场地布置情况下,在原计划施工工期的基础上,缩短桩基结构施工工期 13 天。

## 5.8.4　导入施工进度表

导入项目计划 Project 施工进度表,将按流水段工作面与计划工期相关联,实时更新计划时间与实际时间内模型颜色进行对比,分颜色显示当前施工状态,并将进度情况通过手机短信的方式推送给管理各方,有效地把控了整体的施工进度,保证了工程的顺利完工。

## 5.8.5　提升现场管理

基于移动端对现场的管理,通过软件平台,利用 Ipad 配合现场施工技术人员针对现场施工的情况进行施工可视化指导,辅助监理单位运用平台进行施工管理与检查,共发现了157 处因施工不过关的质量问题。

## 5.8.6　节约后勤人员成本

随着现代化的发展和人们对医院的各个设备要求越来越高,因此采用医院原本的人力、物力资源来维持运行成本和其管理模式已经跟不上现代化医院发展的要求。随着后勤运维的工作量的不断增加,人员需求也在增加。

随着近年来科技的不断发展,一系列后勤运维管理系统解决了无数后勤人员的难题,后勤人员人数不但没有增加,而是进行了优化精简,这样一方面可以控制后勤人力的成本,增加了医院的效益,另一方面还可以最大程度地节约人力资源。

## 5.8.7　节能减排

人类对能源需求的不断攀升和自然资源的日益枯竭,使人们越来越重视节能减排。医院作为维系人民健康的前沿阵地,目前遍布全国大小有 6 万多所,由于对医疗安全、感染控制、患者舒适度等各方面要求,以及医疗建筑的工作时间长,有手术室、透析室、静脉输液配置中心等能耗较高的特殊功能区域,导致医院建筑单位面积年综合能耗为一般大型公共建筑的 1.6～2 倍,而一般大型公共建筑的单位面积能耗约为城镇普通居住建筑能耗的 10～15 倍,通过对能耗实时监控,在决策阶段可选用低能耗、绿色环保的设备,以最小的能源输入取得最大的能源输出,通过提高采暖通风和空气调节设备系统的能效比,增进照明设备效率等,达到节能减排的目的。在管理上通过节能改造措施达到节能减排的目标。

### 5.8.8 效率提升

通过推行后勤设备设施预防性维护措施,全面提升后勤人员工作效率。主要做法是针对楼宇运维环节,通过规范设备设施及空间的分类、统计、编码,对设备价值部件进行识别,通过设定、监测、调整设备、系统的运行状态,改进维护保养策略,避免设备故障的发生,从而保证空间环境的安全、舒适、健康。

通过实施设备设施预防式维护管理以及应用医院后勤信息化,不仅可以合理地进行人员岗位设置和及时有效的调整,而且还可以延长医院后勤设备的安全使用周期,改善医患人员工作与就诊体验,真正达到一岗多能、预防为主、节约成本和提升效率。

本项目获得 2019 年度上海市首届 BIM 技术应用创新大赛最佳运维应用奖(建筑类运维管理唯一获奖项目);上海市医院协会长三角建设论坛"智慧医院建设与运维"优秀案例奖;中国医院管理案例评选十大价值案例(图 5-26);获 2020 年度中国健康产业创新峰会"奇璞奖"提名奖。

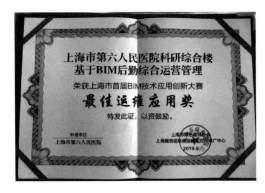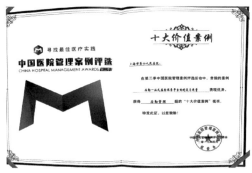

图 5-26　获奖奖状

## 5.9　BIM 平台数字化应用未来规划

如图 5-27 所示,平台将利用 BIM 的优势,结合医院后勤运维管理的需求,可:①聚焦建筑及设备设施全生命周期管理的数据集成化和可视化展示;②利用建筑及设备设施信息管理的可视化展示、静态和动态多维度数据的集成分析、基于 BIM 的可视化管理辅助等技术实现可视化管理和智能辅助管理(包括日常管理和重要决策);③充分利用互联网、监控中心和移动终端的多平台优势;④充分考虑院级平台和市级平台的模型对接和数据对接;⑤充分考虑大数据、互联网＋、人工智能等未来的应用潜力。

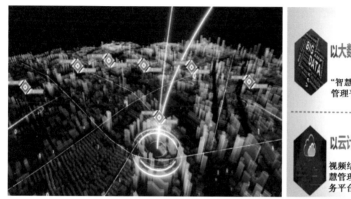

图 5-27